"胃与肠"阅片案例集
——对影像诊断的思考

日本《胃与肠》编委会　编著

《胃与肠》翻译委员会　译

U0198771

北方联合出版传媒（集团）股份有限公司

辽宁科学技术出版社

Authorized translation from the Japanese Journal, entitled
胃と腸 第56巻 第9号
「胃と腸」式 読影問題集—考える画像診断が身につく
ISSN：0536-2180
編集：「胃と腸」編集委員会
協力：早期胃癌研究会
Published by Igaku-Shoin LTD., Tokyo Copyright © 2021

Simplified Chinese Characters published by Liaoning Science and Technology Publishing House, Copyright © 2024.

© 2024，辽宁科学技术出版社。
著作权合同登记号：第06-2021-225号。

图书在版编目（CIP）数据

"胃与肠"阅片案例集：对影像诊断的思考/日本《胃与肠》编委会编著；《胃与肠》翻译委员会译. —沈阳：辽宁科学技术出版社，2024.6
ISBN 978-7-5591-3481-3

Ⅰ.①胃… Ⅱ.①日… ②胃… Ⅲ.①胃肠病—影像诊断 Ⅳ.① R573.04

中国国家版本馆CIP数据核字（2024）第053897号

出版发行：辽宁科学技术出版社
　　　　　（地址：沈阳市和平区十一纬路25号　邮编：110003）
印 刷 者：辽宁新华印务有限公司
经 销 者：各地新华书店
幅面尺寸：182 mm × 257 mm
印　　张：7
字　　数：160千字
出版时间：2024 年 6 月第 1 版
印刷时间：2024 年 6 月第 1 次印刷
责任编辑：卢山秀
封面设计：袁　舒
版式设计：袁　舒
责任校对：闻　洋

书　　号：ISBN 978-7-5591-3481-3
定　　价：128.00元

编辑电话：024-23284367
E-mail：lkbjlsx@163.com
邮购热线：024-23284502
《胃与肠》官方微信：15640547725

目　录

影像诊断中的注意事项

齐藤 裕辅[1]

关键词　影像诊断　内镜诊断　病理诊断　活检诊断　鉴别诊断

[1] 市立旭川病院消化器病センター　〒070-8610 旭川市金生町 1 丁目 1-65
E-mail：y_saito@city.asahikawa.hokkaido.jp

引言

近年来，随着内镜设备性能的提高，特别是图像增强成像和放大内镜图像的高性能化，胶囊、球囊内镜的普及，以及 CT/MRI 小肠造影、结肠造影等，消化器官的影像诊断学取得了快速的进步。

另外，随着病理诊断学的进步，活检组织也提供了更多的信息［不仅包括 HE 染色、特殊染色明确诊断和良恶性的鉴别，还包括组织和消化液（胃液、肠液）等样本采集］，这些使消化器官诊断学有了很大的发展。为了正确地进行影像诊断，需要使用传统的常规内镜或超声内镜检查（endoscopic ultransonography，EUS）、X 线造影检查等，以及前述的新影像诊治法和组织病理学检查，因此如何在发挥各自检查方法优点的同时推进组合诊断变得越来越重要。在开始阅读本书之前，我想以影像诊断和阅读时的注意点为中心，结合个人的看法来谈一谈。

放大内镜检查的利弊

到目前为止，影像诊断学综合了 X 线造影检查、常规内镜检查、EUS、CT 和 MRI 图像，但最终病理组织的肉眼观察是临床诊断的目标。即根据图像结果，推定病变的肉眼像的诊断学。另外，病理诊断是以临床为目标，始于对病理组织的肉眼观察，并通过对病理组织的微观观察逐步发展起来的。放大内镜的使用和普及，可以看到以往看不到的成果，从而使临床诊断的目标发生了巨大的变化。比如天文学，从用地面望远镜分析、研究通过大气观察宇宙的学问到使用哈勃宇宙望远镜发现大气的稳定性，犹如通过准确精细的影像来分析研究宇宙（也许这个比喻过于宏大），随着放大内镜的出现和普及，影像诊断学从以上述病理组织的肉眼观察为目标的诊断学开始，向以病理组织学的微观观察为目标的诊断学变化，在临床方面也要求有意识地进行微观图像的阅片、影像诊断。这种变化是随着机器的进步而发展的学问，笔者觉得这是一个了不起的进步（虽然需要记住的东西变多，变得很辛苦）。

但是，放大观察的普及也产生了弊病：偏重细微观察的诊断学普及，临床方面过于局限于放大观察结果，忽视了常规检查和宏观诊断。笔者认为，在研究会上经常会听到年轻的阅片医生说"详细的诊断要等放大观察的结果"，这样的想法和发言是错误的。

我们认为，放大内镜检查是常规内镜检查的延伸。通常在对内镜观察进行阅片时，应与前面所述的肉眼像一起，一边预测放大后的观察结果一边进行阅片。在进行放大内镜结果阅片时，通常要验证内镜读取时预测的放大观察是否正确，这种工作和阅片态度对提高诊断能力很重要。如果只局限于放大观察，就会陷入"只见树木不见森林（深入森林中，一棵棵地观察树木，就无法完全理解森林整体是什么形状的，也无法理解现在在森林的哪里）"的境地。

不能过分依赖放大内镜的观察，要时刻注意病变的肉眼（整体）像，同时进行图像诊断，特别是放大内镜的阅片，这对于提高诊断能力是很重要的。

不要过度依赖活检诊断

可以与内镜检查同时进行"活检组织诊断"是内镜检查诊断的最大优点。但是，反过来这个最大的优点有时也会成为缺点。经常会听到"用内镜确认了○○的结果，活检结果是△△"这样的发言，这种发言不能让人感受到作为诊断医生的高度意识（如果看到和周围不同的意见请进行活检病理诊断。感觉是组织采集员，而不是诊断医生）。过于依赖活检诊断的话，有时会对患者不利。以前就被指出和报道过由于活检部位不当等原因，判断癌呈阴性而轻易地进行定期检查，导致在定期检查中癌发展到晚期。众所周知，要注意作为克罗恩病（Crohn 病）的治疗药使用的生物制剂的副作用导致结核的发病。但是，由于肠结核的排除诊断不充分，在活检中检测出肉芽肿，在诊断为 Crohn 病的基础上，误用了生物制剂，使结核病恶化的病例也有报告。总之，重要的是临床诊断，希望大家谨记，活检也是为了确认临床诊断正确而进行的辅助诊断（笔者也有过认为是良性，为了慎重起见而施行的活检结果检查出了癌的经验……）。

鉴别诊断的列举方法

为了得到正确的诊断，临床医生和病理医生的关系是很重要的。他们不是分开独立诊断的，而是相互共享信息，相互反馈，才有可能做出正确的诊断，特别是发现新的疾病概念。新潟大学的味冈教授表示，对于病理医生来说，最容易做出正确诊断的病理诊断申请书，包括 1

个最怀疑的临床诊断、2 个鉴别诊断，共计 3 个病名。为了让病理医生能够做出最正确的诊断，临床方面要注意以这种形式提交病理申请单。

作为临床医生，应该委托给病理医生的另一个重要点是"明确记载想要诊断的病理组织学的意见"。例如，在怀疑未分化型胃癌的情况下，"有没有印戒细胞癌？"或怀疑直肠黏膜脱垂综合征（MPS）的情况下，"临床上怀疑 MPS，有没有纤维肌症？"在鉴别阿米巴痢疾的情况下，"有没有阿米巴原虫？"等，请病理医生关注一下具体的病理组织学上的结果也是很重要的。这样可以提高病理诊断的精准度。也就是说，我们临床医生并不是做出"认可 × × 的意见，请诊断"这样的请病理医生诊断的委托，而是"由于溃疡性病变的褶皱尖端出现蚕食像，怀疑是印戒细胞癌，有没有印戒细胞癌？"这样的以临床诊断为主体，请病理医生通过病理学的角度确认其临床诊断的方法很重要。因此，病理医生也将其比喻为"田中信治怀疑癌症，我们就试着进行深度检查吧。哦，只有几个印戒细胞癌！"这样的过程。反之，病理方面则认为"病理组织学上承认○○的意见，关于△△疾病的可能性，您觉得如何？"将在临床方面进行再次探讨，从而能够进行正确的诊断和发现新的疾病概念。

阅片的顺序

对于诊断来说，包括既往史在内的病史、服药史、体格检查、血液检查的重要性不言而喻，下面主要对影像诊断的步骤进行简要叙述。

在分析疑似炎症性疾病的图像时，首先要分析病变的发生部位、与肠系膜的关系、形态、周边黏膜的性状等。在此基础上，渡边英伸老师等的分类分析法对分析图像很有帮助。简单来说，将病变分为 6 类：①纵行溃疡型；②环状溃疡型；③圆形、卵圆形溃疡型；④铺路石状、炎性聚合型；⑤水肿、充血、糜烂型；⑥肿瘤状多发隆起病变型。通过分析判定被发现的病变形态属于上述哪种类型，就可以对炎症性疾病进行有效的鉴别诊断。

　　怀疑为肿瘤性病变时，从病变周围的正常黏膜开始阅片，将与正常不同的异常情况识别为病变的边界部（病变范围），在对病变的周边部分（有无褶皱集中、褶皱的走行异常等）和边界部分的性状（凹陷、隆起、隆起是上皮性还是非上皮性等）进行了阅片之后，向病变的中央部分进行阅片，病变中央部分的性状分析（怀疑癌的情况下，看病变内的深陷和高度隆起情况，确认凹陷内的隆起成分，是再生上皮还是由于癌的深部浸润而隆起等）很重要，根据病变中央部分的阅片的综合判断，进行肿瘤性病变的性质和深度诊断是很重要的。

　　列举作为初学者容易犯的错误，一开始就从容易观察的病变中央部分阅片，这是会错误诊断的原因之一。发现病变时，应冷静地退一步思考，再次按照上述步骤，从病变以外依次开始阅片。另外，关于 NBI（narrow band imaging）结合放大内镜观察的阅片如前所述。

结语

　　请把以上几点牢记在心，同时读完本书。

　　本书和往年一样，以在炎炎夏日轻松阅读为目标，命名为《"胃与肠"阅片案例集——对影像诊断的思考》，希望各位读者老师能像在早期胃癌研究会上作为阅片人一样，认真研究并继续解决问题。不只是像通常的影像诊断问答那样，单纯地询问诊断（回答），而是看"X线能明白多少""常规内镜能明白多少""NBI知道多少""鉴别疾病应该使用什么""如何进行综合的判断"等。本书是一本特有的可以锻炼"思考诊断"能力的案例集。对已知的疾病再次确认，而对于未知的疾病，如果有时间的话，请深入挖掘并记忆。如果参与阅读的读者发现自己的阅片能力不知不觉地提高了，那将是笔者莫大的荣幸。

参考文献
[1]白壁彦夫，碓井芳樹，根来孝，他．消化管の二重造影法と病変のとらえ方—変形学による比較診断学の展開と効果．胃と腸　21: 15-25, 1986.
[2]渡辺英伸，味岡洋一，太田玉紀，他．炎症性腸疾患の病理学的鑑別診断—大腸病変を中心に．胃と腸　25: 659-682, 1990.
[3]斉藤裕輔，稲場勇平，富永素矢，他．早期消化管癌の深達度診断—基本と進め方．胃と腸　50: 485-497, 2015.

食管 病例1

临床信息　男性，70余岁。无主诉，以定期检查为目的的上消化道内镜检查（EGD），发现食管有2个隆起性病变。病变1位于距门齿27 cm的左壁，病变2位于距门齿34 cm的后壁，是可随食管蠕动变形的柔软病变。

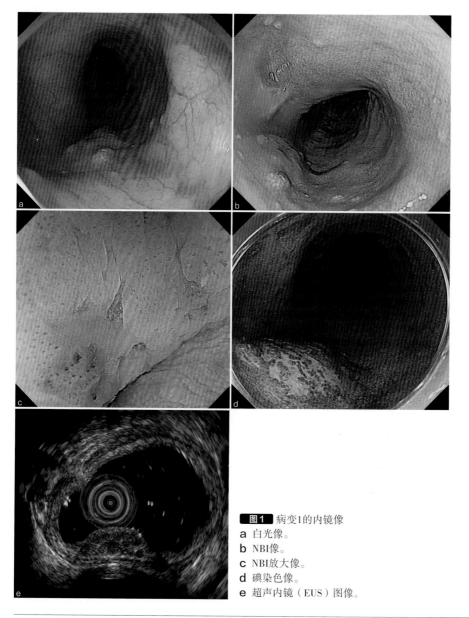

图1 病变1的内镜像
a 白光像。
b NBI像。
c NBI放大像。
d 碘染色像。
e 超声内镜（EUS）图像。

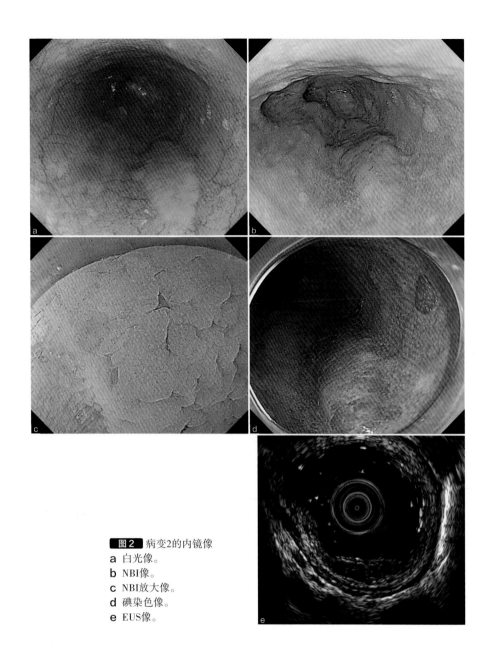

图2 病变2的内镜像
a 白光像。
b NBI像。
c NBI放大像。
d 碘染色像。
e EUS像。

问 从图像检查①鉴别诊断和最终诊断，②治疗方法是什么？

1. 诊断方法

2个病变都是存在于胸部食管的柔软隆起性病变，在白光观察中覆盖与周围相同的上皮，但在病变内发现了小结节，被认为是食管黏膜下肿瘤（submucosal tumor，SMT）。另外，黏膜下层的血管透见消失，推测是以黏膜上皮层的深部~黏膜下层为主的病变（图1a，图2a）。

NBI观察发现，SMT的色调与周围相同，但表面有多发的微凹陷（图1b，图2b）。NBI结合放大内镜观察中，凹陷处血管结构无异型，无法判断为食管鳞状细胞癌（esophaal squamous cell carcinoma，ESCC）（图1c，图2c）。

碘染色时呈花斑样淡染，特别是病变1，其程度明显（图1d，图2d）。乍一看，怀疑是ESCC，但柔软的SMT形态与在NBI放大内镜观察中未发现提示ESCC的异常血管这一点是矛盾的。

EUS在2/7层发现多结节状的低回声肿块，但深度局限在3/7层以上，诊断为黏膜下层为主的病变（图1e，图2e）。

综上所述，在胸部食管中产生的两个柔软的SMT中，由于在NBI放大内镜观察中没有发现ESCC的迹象，由此可以鉴别平滑肌瘤、颗粒细胞瘤、恶性淋巴瘤等SMT。

在平滑肌瘤中，其表面被平滑的鳞状上皮覆盖，但在本例中多发微小凹陷。颗粒细胞瘤表现为白齿样的隆起，并在顶部呈凹陷，但不会像本例那样合并多发凹陷。EUS以黏膜下层为主，与淋巴滤泡相类似。综上所述，诊断为恶性淋巴瘤，经活检确诊。

2. 临床经过

胸腹部造影CT，EUS未发现淋巴结肿大，判断为局限性病变，2个病变均采用内镜下黏膜剥离术（endoscopic submucosal dissection，ESD）进行治疗。

3. 新鲜切除标本

柔软的SMT内部有多发小结节，另外，表面还伴有多发的微凹陷（图3a、b）。如果将标本贴在普通橡胶板上，SMT深部会被压迫，难以进行组织学深部断端阴性的确认，因此将标本贴在中央开孔的橡胶板上进行固定（图3c）。

4. 切除标本病理组织像

发现以黏膜固有层为主的淋巴滤泡样肿瘤细胞浸润（图3d、e）。病理组织学上是类似滤泡的淋巴细胞样细胞的集合，免疫组织化学染色后结果为CD3阴性、CD5阴性、CD20阳性、bcl2阳性、cyclinD1阴性、CD10阴性，诊断为黏膜相关淋巴组织（mucosa-associated lymphoid tissue，MALT）淋巴瘤，垂直切缘、水平切缘呈阴性。

肿瘤顶部被非肿瘤性鳞状上皮覆盖，与凹陷部一致，黏膜内也有异型淋巴细胞浸润，在同一部位发现CD20阳性肿瘤细胞浸润，由此判断为淋巴上皮病变（lymphoepithelial lesion，LEL）引起的变化（图3f、g）。

最终诊断为2种病变均为食管MALT淋巴瘤：①T1b-SM（80 μm），0-Ⅰ型，Ly0，V0，pHM0，pVM0，28 mm×9 mm；②T1a-MM，0-Ⅰ型，Ly0，V0，pHM0，pVM0，16 mm×15 mm。

本文篇幅有限，无法详细显示病理组织学图像，但已详细报告，请参阅。

5. 临床经过

术后追加治疗为利妥昔单抗500 mg×6个疗程，6年无复发，生存中。

6. 诊断要点

食管SMT大部分是平滑肌瘤，而平滑肌瘤的表面覆盖着正常的非肿瘤性鳞状上皮。在本例中，可以从在柔软的SMT样隆起的表面上发现多个微凹陷这一点进行鉴别。

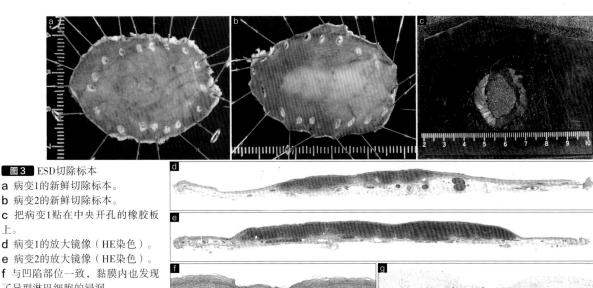

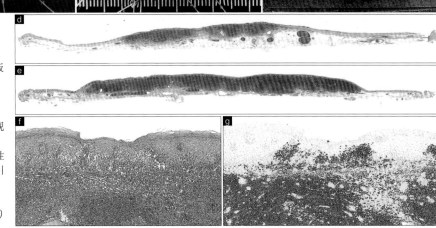

图3 ESD切除标本
a 病变1的新鲜切除标本。
b 病变2的新鲜切除标本。
c 把病变1贴在中央开孔的橡胶板上。
d 病变1的放大镜像（HE染色）。
e 病变2的放大镜像（HE染色）。
f 与凹陷部位一致，黏膜内也发现了异型淋巴细胞的浸润。
g 在与f相同的部位发现CD20阳性肿瘤细胞浸润，因此判断为LEL引起的变化。
（小山恒男，他．悪性リンパ腫．胃と腸 54：1428-1433, 2019より転載）

如前所述，颗粒细胞瘤是伴随凹陷的食管SMT，颗粒细胞瘤具有磨牙样形态，其顶部凹陷。本例的不同之处在于，在宽大的SMT样隆起的顶部产生多发性凹陷。

在病理组织学上，与这个小凹陷部对应的是MALT淋巴瘤细胞浸润到鳞状上皮基底部，这一发现可以说是食管MALT淋巴瘤的特征性所见。

在本例中，由于食管MALT淋巴瘤细胞破坏了鳞状上皮的增生带，导致上皮变薄，特别是病变1在碘染色下，呈现出模糊的不染带。由此可见，不要轻易诊断为ESCC，应重视NBI放大观察未发现血管异型这一点。

食管恶性淋巴瘤大致分为像本例一样的柔软的SMT型和巨块型。本例中同时发生了2个有纵行走向的SMT样隆起，可能是从SMT型向巨块型的演变过程。食管恶性淋巴瘤是一种罕见的疾病，但通过详细的内镜观察及EUS观察，可以确诊。应该记住本例中所示的内镜特征。

参考文献
[1]小山恒男，高橋亜紀子，塩澤哲，他．悪性リンパ腫．胃と腸 54: 1428-1433, 2019.
[2]高橋亜紀子，小山恒男．隆起を主体とする非上皮性病変の特徴と鑑別―食管MALTリンパ腫．胃と腸 51: 194-196, 2016.

解答
①鉴别诊断和最终诊断➡鉴别诊断：平滑肌瘤，颗粒细胞瘤，恶性淋巴瘤。最终诊断：食管MALT淋巴瘤
②治疗方法➡ESD+利妥昔单抗化疗

关键词 食管黏膜下肿瘤 食管恶性淋巴瘤 食管MALT淋巴瘤

出题 小山 恒男[1]，高桥 亚纪子，盐泽 哲[2] [1]佐久医療センター内視鏡内科, [2]同 臨床病理科

食管 病例 2

临床信息

　　男性，70余岁，无特别的主诉。既往于65岁时因喉癌行化疗，68岁时因直肠癌行低位切除术，70岁时因下浅表癌接受内镜下黏膜剥离术（endoscopic submucosal dissection，ESD）。嗜好：饮酒，啤酒500 mL/d（约50年），吸烟60 支/d（约45年，现在戒烟）。20XX年1月，在我院进行头颈部及食管癌术后随访的上消化道内镜检查（esophagogastroduo denoscopy，EGD）中，发现食管有异常。

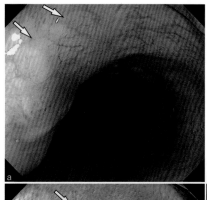

图1 发现时的内镜像（黄色箭头，肛侧）
a：白光像。b：NBI非放大像。c：NBI放大像。d：碘染色像。e：碘染色弱充气像。

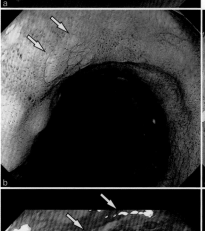
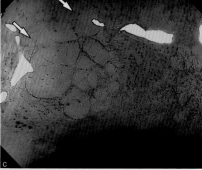
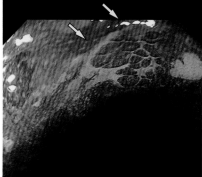
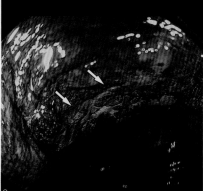

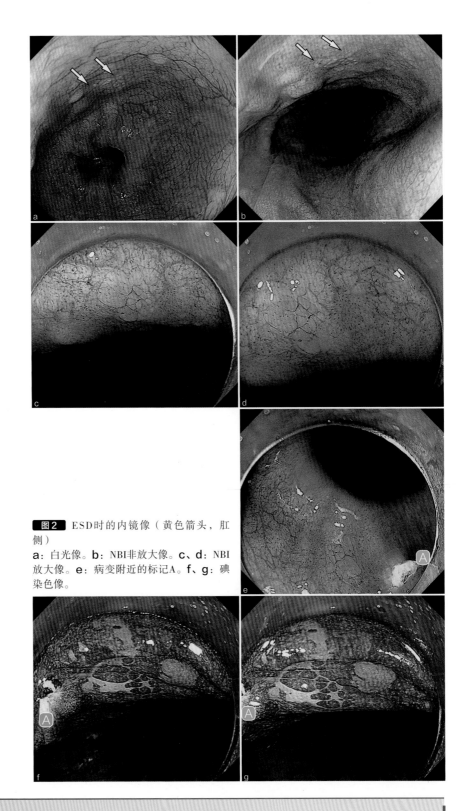

图2 ESD时的内镜像（黄色箭头，肛侧）

a：白光像。b：NBI非放大像。c、d：NBI放大像。e：病变附近的标记A。f、g：碘染色像。

问　由内镜像①推测出的病理组织像，②最终诊断（肿瘤／非肿瘤）是什么？

1. 诊断方法

该病例背景是头颈部和食管癌的高风险病例。在离门齿 30 cm 的胸部中段食管前壁处发现血管透见降低的约 4 mm 大的轻微隆起的褪色调区域（**图 1a**）。NBI（窄带成像）非放大观察中，区域性呈现类似癌一样的茶褐色区域（brownish area，BA），且与周围黏膜相比呈褪色调（**图 1b**）。在 NBI 放大观察中，周围上皮内乳头状毛细血管襻（intra-epithelial papillary capillary loop，IPCL）的血管包围形成了无血管区（avascularea，AVA）内也可以辨认出 IPCL（**图 1c**）。在碘染色方面，病变和周围同样被浓染，伴有沟状的不染带（**图 1d**）。另外，在弱充气像中，病变部没有明显的席纹征（**图 1e**）。

由于褪色，在 NBI 中没有呈现 BA，也观察不到 B1 血管，所以判断为癌的可能性较低，但可以看到血管透见降低的区域，血管异型几

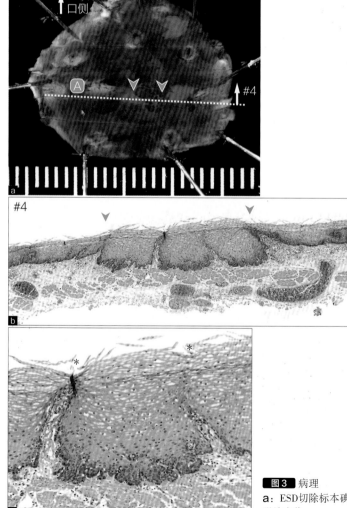

图3 病理

a：ESD切除标本碘染色固定影像。b：切片4的放大内镜像。c：强放大像。

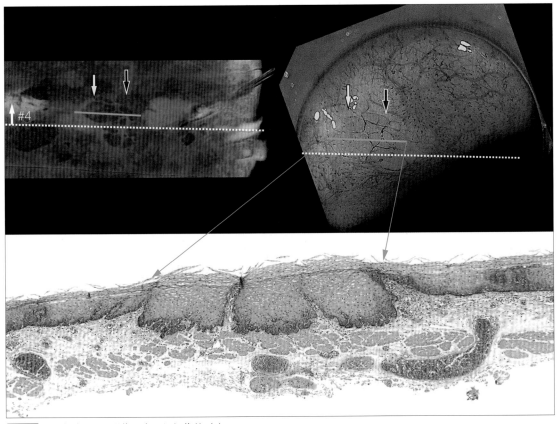

图4 切除标本，NBI影像，病理组织像的对应

乎没有，但呈 AVA 样，碘中整体呈现着色，伴有沟状的不染带，很难判断肿瘤和非肿瘤，但是考虑到细胞膨胀性发育增殖的病理组织像的可能性，与患者、家人商讨后，以诊断性治疗为目的，制定了 ESD 方案。

　　距发现 5 个月后的 ESD 时的普通内镜像和 NBI 非放大像与发现时几乎无变化，可见非常小的褪色区域（**图2a、b**）。NBI 放大像与周围一样确认了树枝状血管，未呈现明显的 BA，与周围一样的 IPCL 的 AVA 发现，在 AVA 内也可见 IPCL（**图2c、d**）。在病变的附近进行标记（**图2e**），在碘染色的情况下，在病变周围也可以看到小的淡染，但是病变和上次一样，可见沟状的不染带，整体上也被浓染（**图2f、g**）。

　　根据以上的内镜所见，比起马上给出诊断

名称，更重要的是思考它的组织学结构。由于有区域性，所以病理组织像与周围不同，与 AVA 表现相比，其内部是膨胀性的发育方式。但是，因血管缺乏异型，是由与周围相同的 IPCL 构成的，所以是异型度极低的细胞。另外，由于在 AVA 的内部随处可见 IPCL，因此乳头到处延伸到表层，因为也有树枝状血管可辨认的部分，所以是透见性比较好的细胞。而且，碘染色会被浓染，所以保持有糖原的有棘层，但是病变内的沟状不染带与 NBI 所见相比相当于形成 AVA 的血管部分，乳头延伸至表层，这部分可能有棘层减少或消失。此外，还需要注意的是，与乳头状瘤和糖原结核的内镜成像不同，表面会发生角化、错构化等变化。

2. 病理诊断

　　ESD 切除标本显示碘染色固定后图像（**图**

3a），可以确认病变附近的标记 A。周围散见淡染区域，病变部伴随着沟状的淡染、不染带呈现岛状染色。沿图 3a 的白色虚线进行切条，对包含病变部的切片 4 的病理组织像进行探讨。**图 3b** 表示切片 4 的放大图像，**图 3c** 表示强放大像。病变部（**图 3b** 的 2 个蓝色箭头之间）上皮肥厚，向上（管腔侧）及向下（深部）发展。在病变的深部，上皮基底层与黏膜肌层接触，并且乳头延长到接近表层（**图 3c** 的 "*" 部分）。上皮细胞中没有怀疑肿瘤的细胞异型，正向表层分化、成熟。没有明显的炎症细胞浸润。通常，如果是向下发育的病变，比起非肿瘤（反应性、增生性），更怀疑是肿瘤，增生性变化也可能显示向下发展。作为肿瘤，结构异型 / 细胞异型是必需的，但是由于本病例没有异型，所以被判断为非肿瘤（增生性改变）。

3. 基于病理诊断的内镜诊断思路

在切除标本和 NBI 图像上，各箭头对应红线部分（—）可见病变（**图 4**）。NBI 所见的 AVA 区域与碘染色的沟状不染带大致一致，因此岛状的浓染部分在 AVA 内，在 NBI 像和病理组织像的对比中，在形成 AVA 的部分，乳

头和 IPCL 的延伸接近表层，向下发育的组织由淡染的棘状细胞形成，到达黏膜肌层。内镜所见和病理组织学所见一一对应，非常容易理解。这次的病例是很难由病理诊断得出结论的病变，但是考虑到 NBI 放大观察、碘染色观察和病理组织像之间的关联，是非常珍贵的病例。碘染色的弱充气像中席纹征不明显的原因是向下发育的细胞在一定程度的范围内到达肌层，需要考虑到内镜表现在病理组织学上反映了怎样的组织结构。

参考文献
[1]有马美和子，有马秀明，多田正弘．拡大内視鏡による分類—食管微細血管分類．胃と腸 42: 589–595, 2007.
[2]熊谷義也，大森泰，幕内博康．色素内視鏡検査による食管病変の診断．臨消内科 7: 195–203, 1992.
[3]渡辺玄，味岡洋一，小林正明，他．食管扁平上皮dysplasiaの病理診断．胃と腸 42: 129–135, 2007.
[4]Odze R, Antonioli D, Shocket D, et al. Esophageal squamous papillomas. A clinicopathologic study of 38 lesions and analysis for human papillomavirus by the polymerase chain reaction. Am J Surg Pathol 17: 803–812, 1993.
[5]Takubo K, Fujii S. Oesophageal squamous dysplasia. In WHO Classification of Tumours Editorial Board（ed）. WHO Classification of Tumours, 5th ed. IARC press, Lyon, pp 36–37, 2019.

解答

①推测出的病理组织像➡有棘层丰富的细胞的膨胀性发育，并且沟状的不染带是乳头的延长
②最终诊断（肿瘤 / 非肿瘤）➡非肿瘤（过度形成性改变）

关键词 食管 NBI AVA 碘染色 病理

出题 竹内 学[1]，渡边 玄[2] [1] 長岡赤十字病院消化器内科，[2] 新潟県立がんセンター新潟病院病理診断科

食管 病例3

临床信息

男性，60余岁。主诉胃部胀满感。在就近医院进行高血压治疗（药物疗法：康替沙坦西利西酯片）。因为持续胀满感，在就近医院实施了上消化道内镜检查（esophagogastroduodenoscopy，EGD），发现食管胃结合部有隆起性病变，为了进一步检查治疗，转诊到我院就诊。前一次医生检查后约1周实施了本院首次EGD；第二天进行食管造影检查，2天后进行了详细的超声内镜检查（endoscopic ultrasonography，EUS）。

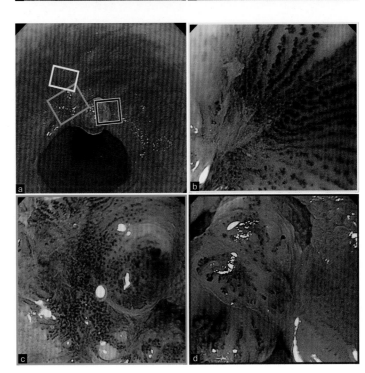

图1 内镜像
a 白光像。
b 白光像（倒镜）。

图2 NBI联合放大内镜像
a 白光像。
b a的黄框部NBI放大像。
c a的蓝框部NBI放大像。
d a的紫框部NBI放大像。

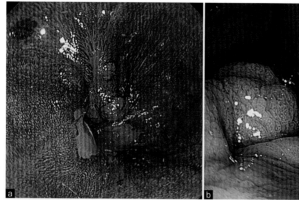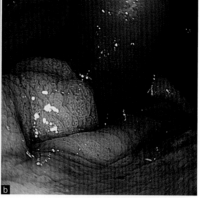

图3 碘染色、色素喷洒像
a 碘染色像。
b 靛胭脂色素喷洒像（倒镜）。

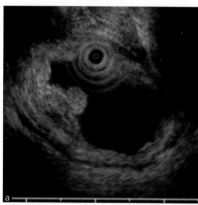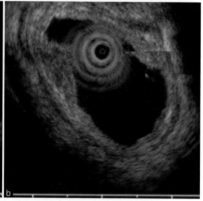

图4 EUS像
a 隆起部的EUS像。
b 平坦隆起部的EUS像。

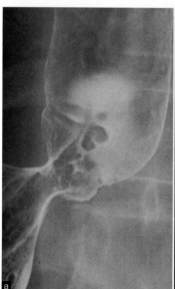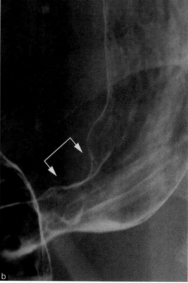

图5 食管X线造影像
a 正面像。
b 侧面像。

问 根据影像学诊断①可能考虑的鉴别诊断和②最终诊断是什么？

阅片的流程 / 要点

1. 诊断方法

　　该病例是存在于食管胃结合部的隆起性病变。

　　在内镜检查中，白光观察在 SCJ（柱状上皮交界处）12 点方向发现边界清晰的亚蒂的隆起性病变，口侧伴随着纵行的发红糜烂，隆起的表面比较光滑，色调由发红和白色调混合而成（**图 1a**）。周围的栅栏状血管下端向 SCJ 胃侧延伸，提示有 Barrett 上皮的存在。倒镜观察表明，肛侧黏膜呈淡红色调，轻度隆起，内部有边界清晰的褪色调的凹陷区（**图 1b**）。这是一种伴有上皮变化的隆起性病变，首先要考虑上皮性恶性肿瘤如扁平上皮癌、上皮性良性肿瘤、化脓性肉芽肿、扁平上皮乳头状瘤等进行鉴别。由于化脓性肉芽肿（具有强烈的光泽感的隆起病变，通常被覆有厚厚的白苔）和扁平

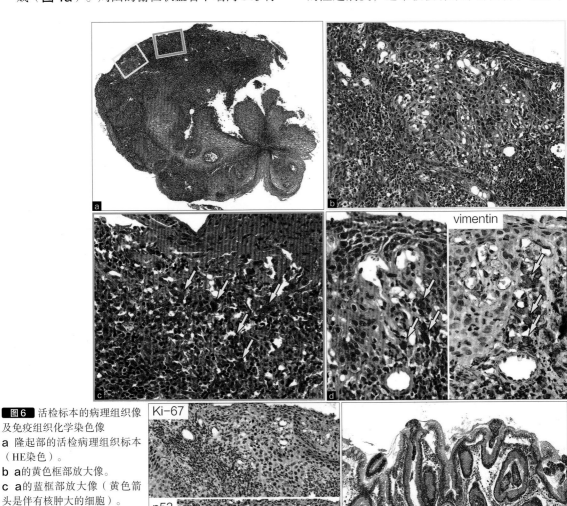

图 6 活检标本的病理组织像及免疫组织化学染色像

a 隆起部的活检病理组织标本（HE 染色）。

b a 的黄色框部放大像。

c a 的蓝框部放大像（黄色箭头是伴有核肿大的细胞）。

d HE 染色像和 vimentin 染色像（黄色箭头是伴有核肿大的 vimentin 阳性细胞）。

e Ki-67 染色像和 p53 染色像。

f 肛门黏膜活检病理组织标本（HE 染色）。

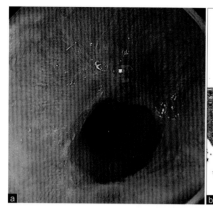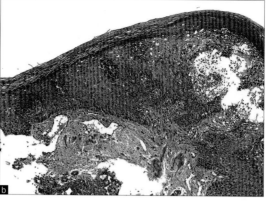

图7 PPI治疗后4周的内镜图像和病理组织样本的病理学图像
a 通常的内镜图像。
b 隆起部的活检病理组织标本（HE染色）。

上皮乳头状瘤（具有白色透明感的隆起病变，平坦、无蒂性，呈松果状、桑葚状、海葵状等各种形态）具有其特征性形态，因此不太可能考虑这两种病变。另外，考虑到发生部位（鳞状上皮柱状上皮边界），（Barrett）腺癌或炎症性疾病(炎症性息肉)也可以被作为鉴别对象。

NBI（窄带成像）联合放大内镜观察发现，在口侧~中央的发红部（图2b、c），有点状扩张的微血管增生，但缺乏扭曲，口径不同，向一定的方向排列，形状均一。在隆起部分，乳头状结构内部延伸或扩张的环状微血管，形状均一（图2d）。观察到的微血管是上皮内乳头状毛细血管襻（intra-epithelial papillary capillary loop，IPCL）缺乏，鳞状细胞癌呈特征性变化(扭曲、扩张、口径不同、形状不均匀)。另外，在被单层柱状上皮覆盖的胃黏膜上没有观察到表面微结构和微血管结构，不太可能是腺癌。

在碘染色方面，口侧的发红部、隆起部、中央发红的大部分区域呈不染状态，但隆起部的一部分被浓染（图3a）。反映高度异型上皮和鳞状细胞癌的粉色征呈阴性。肛侧黏膜的靛胭脂喷洒像（倒镜观察）呈沟纹状，提示小凹上皮的增生性改变（图3b）。

在EUS中，隆起部和边缘部在2/9（相当于黏膜固有层）~4/9层（相当于黏膜下层）发现低回声变化、增厚图像。不过，各层的构造结构尚存（图4），可以推测伴有炎症的间质水肿状。

食管X线造影检查中，描绘出明显隆起的病灶，边缘完整（图5a）。虽然是相对高透亮的图像，但侧面观察中，观察不到上皮恶性肿瘤在深部浸润时观察到的管壁变形和不整的情况（图5b，黄色箭头）。

2. 临床经过

在本院进行内镜检查时发现，从隆起部位获取的病理组织标本由增厚的多层鳞状上皮和明显的炎症细胞浸润组成（图6a）。以黏膜固有层为主，在部分上皮内也发现了含有中性粒细胞的慢性活动性炎症细胞浸润，但未发现明显的鳞状细胞癌（图6b）。在糜烂的中央部分，发现了间质细胞的纺锤形及具有椭圆形的核肿大细胞（图6c，黄色箭头）。这些伴有核肿大的细胞在vimentin中呈阳性（图6d）。Ki-67阳性细胞局限于增殖细胞带，在增殖细胞带未发现p53蛋白异常聚集（图6e）。以上被认为是伴随炎症性变化的表现。另外，肛侧的黏膜是由缺乏炎症细胞浸润的小凹上皮增生造成的，未发现异型的间质细胞（图6f）。

根据各种影像学表现，以及前次就诊医生和本院的病理组织学意见，最终诊断为间质伴有不典型细胞的食管胃结合部炎症性息肉，并在充分的知情同意下，对患者使用质子泵抑制剂（proton pump inhibitor，PPI）给药后进行再次检查的方案。在给患者使用PPI 4周后的EGD中，在SCJ发现的隆起性病变明显缩小，周围的发红和水肿状变化也有所减轻（**图7a**）。另外，在 EGD 时期进行活检标本的病理组织学结果显示，鳞状上皮稍显肥厚，但与前一次活检标本相比，细胞浸润明显减轻。上皮突起向下延伸，是一个幼年性的鳞状上皮，但未发现异型上皮细胞（**图7b**）。炎症改善后，间质中无异型细胞，良恶性判断很容易。

3. 鉴别诊断

本病例存在于食管胃结合部，即鳞柱状上皮交界处，伴有上皮性改变而产生的隆起性病变，属于炎症性疾病（炎症性息肉）的范畴。作为鉴别对象的有上皮恶性肿瘤、上皮良性肿瘤。具体来说，前者包括食管鳞状细胞癌、食管胃结合部腺癌（分化型），后者包括化脓性肉芽肿、鳞状上皮乳头状瘤。概述各疾病的鉴别点如下。

· 食管鳞状细胞癌、食管胃结合部腺癌：通常在白光观察中会出现糜烂，并伴有发红色调凹陷，因此要仔细鉴别。食管鳞状细胞癌通过 NBI 联合放大内镜观察，可以发现微血管的扭曲、扩张、口径不同、形状不均，碘染色多呈现粉红色标志。在分化型腺癌的情况下，通过 NBI 联合放大内镜观察，可以看到明显的边界，病变内部的表面微结构和微血管结构不完整。

· 化脓性肉芽肿：内镜所见是具有强烈光泽感的隆起性病变，多被厚厚的白苔覆盖，其形态是特征性的，因此很容易鉴别。

· 鳞状上皮乳头状瘤：白色的有透明感的隆起性病变，呈现平坦无蒂性，呈松果状、桑葚状、海葵样等特征性形态，所以很容易辨别。同时 NBI 放大内镜观察，发现不规则的、拉伸的环状微血管。

4. 本病例总结

根据小泽等对食管胃结合部炎症性息肉的研究，病理组织学上分为小凹上皮型、鳞状上皮型。小凹上皮型由于呈现与胃增生性息肉相同的组织像，所以几乎不需要与恶性肿瘤相鉴别。另外，在隆起表面具有鳞状上皮的鳞状上皮型中，可能发现纺锤形或短纺锤形、圆形间叶系异型细胞的增殖以及鳞状上皮的反应性异型增殖，需要与恶性肿瘤进行鉴别，两种组织型均为 SCJ 1 点钟方向，或多发于胃的小弯侧，多伴有口侧糜烂、溃疡。

小凹上皮型多数存在于 SCJ 和偏胃侧，伴有从胃侧开始的连续褶皱，是山田·福富分类隆起 I 型或 II 型的形态，呈红色调，碘染色时则为不染带。另外，鳞状上皮型多数存在于 SCJ 略靠近食管侧，是山田·福富分类隆起 III 型，发红色调黏膜和白色调黏膜混合在一起，碘染色时不染和浓染混合。

为了避免误诊和过度医疗，熟悉这种病变的存在，在临床医生和病理医生之间共享信息是极其重要的。

参考文献
[1] 小澤俊文，渡辺秀紀，堀江裕子，他．食管胃接合部における炎症性ポリープの臨床病理学的検討．Gastroenterol Endosc 44: 980–989, 2002.
[2] 小澤俊文，和知栄子，海上雅光．胃ポリープの自然史とmalignant potential—食管・胃接合部に発生するポリープ．胃と腸 47: 1247–1256, 2012.

解答
①可能考虑的鉴别诊断➡食管鳞状细胞癌、食管胃结合部腺癌、化脓性肉芽肿、鳞状上皮乳头状瘤、炎症性息肉
②最终诊断➡食管胃结合部发生的炎症性息肉

关键词 食管胃结合部 炎症性息肉 内镜诊断 病理诊断

出题 小野 阳一郎[1]，八尾 建史[2]，二村 聪[3]

[1] 福冈大学筑紫病院消化器内科，[2] 同 内视镜部，[3] 同 病理部·病理诊断科

胃　病例1

临床信息
男性，70余岁。20XX年，无特殊自觉症状时，接受了胃X线检查，结果异常，所以为了明确诊断，到我院接受了检查。大约10年前实施了*H.pylori*（幽门螺杆菌）除菌疗法，并除菌成功。

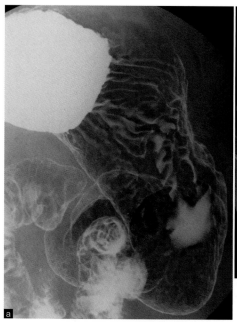

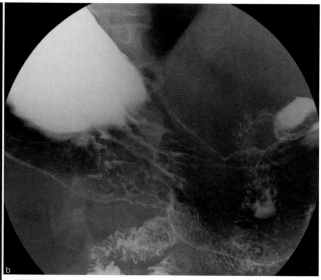

图1　检查时X线造影像
a　仰卧位第一斜位（加强）。
b　俯卧位正面像。

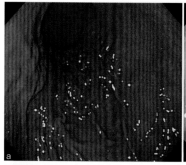
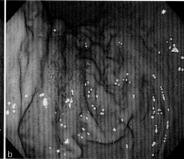
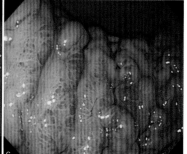

图2　内镜成像（白光）。俯视观察

问　根据影像学检查①鉴别诊断和②为了确定诊断的活检组织应该从哪里采集？

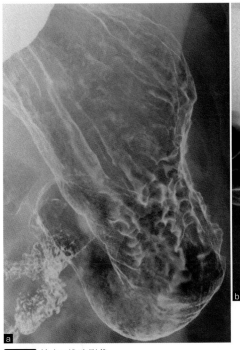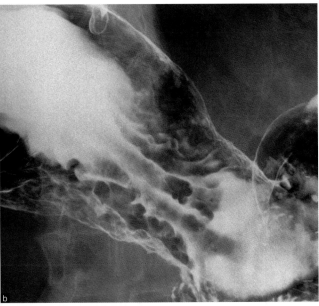

图3 精密X线造影像

a 仰卧位第一斜位（加强）。

b 俯卧位正面像。

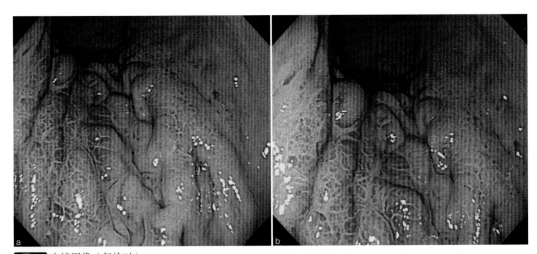

图4 内镜图像（复检时）

a 白光下，俯视观察。

b 白光下，俯视观察（近距离）。

问 从内镜的角度对问题②的部位进行了4处活检，也没有发现肿瘤性病变。③最终诊断是什么?

1. 诊断的方法——从鉴别诊断的想法到诊断

　　X线造影检查（**图1**）中，发现胃体部大弯的皱襞肿大、皱襞间的伸展不良及胃壁伸展不良，内镜检查（**图2**）中，发现胃体部大弯的皱襞发红、肿大及皱襞间的伸展不良。作为鉴别的要点，主要解读两点，即由黏膜层及黏膜下层的变化引起的皱襞的异常所见，以及随着黏膜下层以深的变化引起的胃壁的硬化。关于皱襞的肿大，考虑炎症性变化（急性还是

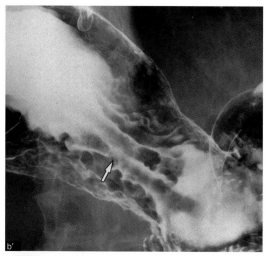

图3 精密X线造影像
b′ 俯卧位正面像。黄色箭头代表原发病灶。

慢性）和肿瘤性病变（上皮性还是非上皮性）的鉴别。在急性炎症的情况下，药物和食品服用史、有无症状、有无疑似传染病所见等可作为鉴别的参考。慢性炎症，如肥厚性胃炎、Menetrier病、Zollinger-Ellison症候群、急性胰腺炎后等。此外，通过读取胃壁的硬化观察结果，判断病变有无对深部胃壁的影响。进而，通过观察胃壁硬化情况，判断病变对深部胃壁有无影响。如果胃壁硬化症状较弱，则应以炎症为主。胃壁硬化表现强烈的情况下考虑肿瘤性变化，但是也有必要知道伴随波及深部胃壁的炎症性病变（如腐蚀性胃炎和胰腺炎、广泛胃溃疡等）。另外，即使是肿瘤性病变，深部胃壁纤维性变化少的恶性淋巴瘤等的硬化表现也不明显，这也是鉴别的依据。本病例在X线造影检查中发现胃壁有局限性硬化。

2. 临床经过

　　第一次内镜检查（**图1**）未证明为肿瘤，但由于怀疑是硬癌，故决定重新进行上消化道内镜检查（esophagastroduodenoscopy，EGD）。第二次内镜检查（**图4**）中，未能发现黏膜表层明显的癌暴露部分，从肿大的胃体部大弯皱襞处进行了11处活检，仅发现一处为

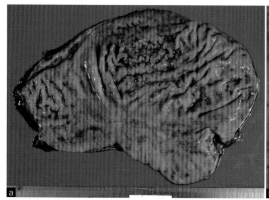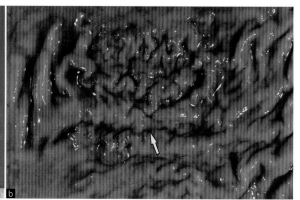

图5 病理诊断
a 胃全切除术后新鲜标本。
b 新鲜标本伸展后近照。黄色箭头代表原发病灶。

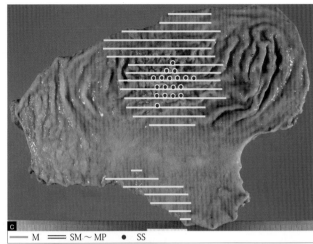

图 5
c 固定后标本及复原。
d 原发病灶（**c**的蓝线部分）。
e 原发病灶的黏膜内病变部（**d**的绿框部放大像）。残留正常的表层上皮。

M ━━━ SM～MP ● SS

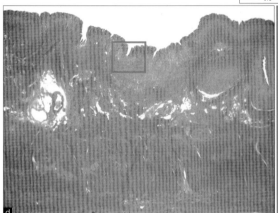

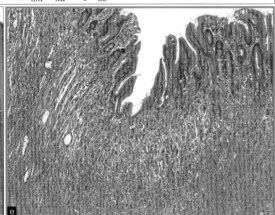

低分化型腺癌。精密 X 线造影检查（**图 3**）也和检查时 X 线造影像一样，诊断出了皱褶肿大，皱襞间伸展不良，胃壁伸展不良，诊断为皮革胃型胃癌。

3. 病理诊断（**图 5**）

　　根据上述诊断施行了胃全切除术。在新鲜切除标本（**图 5a**）中，发现胃体部大弯中心黏膜皱襞肿大和迂曲。在标本伸展后（**图 5b**）的近景像中，黄色箭头所表示的部位被认为是原发灶，为 7 mm 左右的浅凹陷。在精密 X 线造影检查（**图 3b′**）中，黄色箭头所表示的部位是原发病灶。即使重新去观察第二次内镜检查中原发病灶附近的 NBI（窄带成像）图像（**图 6**），也未发现明显的黏膜内病变。

　　最终诊断为低分化型腺癌，MU，Gre-Ant-Post，pType4，pT3（SS），

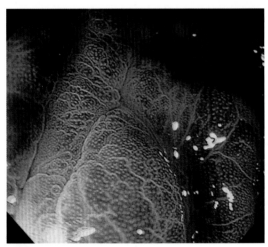

图 6 NBI图像（内镜复检时）

140 mm × 125 mm，por2 ＞ por1，Ly3，V1，pN1。**图 5c** 为复原图，**图 5d** 表示原发病灶的放大图像，**图 5e** 为表层的放大图像，原发病灶呈浅凹陷，表层上皮保持完好，未发现肿瘤暴露在最表层。因此，NBI 观察未能发现明显的黏膜内病变。

4. 附加点

· 如本病例所示，在表层没有肿瘤暴露的情况下，内镜诊断大多难以进行，因此必须依靠活检。在活检呈阴性，也有需要随访观察的情况下，临床医生对于诊断的坚持很重要。同时与病理医生讨论联合使用其他检查、多处活检等也很重要。

· 早期皮革胃型胃癌的内镜诊断多为局限性 0-Ⅱc 型，在浸润深度诊断中应积极联合 X 线造影检查。本病例也是，应根据 X 线的特征，对早期皮革胃型胃癌的诊断及浸润深度、范围诊断被认为比内镜检查更容易理解。

· 如果怀疑胃癌引起的黏膜皱襞肿大、胃壁硬化，超声内镜对于癌浸润引起的胃壁增厚、纤维性变化，被认为是有用的。另外，为了确认与周围脏器的关系、有无其他脏器转移、淋巴结肿大等目的，还需要进行 CT 检查。

参考文献

[1]浜田勉，近藤健司，阿部剛，他．びまん浸潤型胃癌と鑑別を要する炎症性病変．胃と腸　37: 1687-1699, 2002.
[2]浜田勉．スキルス胃癌と鑑別を要する形態所見からみて．胃と腸　45: 418-421, 2010.
[3]细井董三．胃癌の診断にX線検査は不要か—私はこう考える．胃と腸　33: 661, 1998.

解答

① 鉴别诊断➡皱襞肿大和胃壁伸展不良的疾病，病变影响到胃壁深部的疾病，如腐蚀性胃炎、胰腺癌和胰腺炎炎症、转移性胃癌等
② 活检部位➡被认为是原发病灶（黏膜内病变）的部位
③ 最终诊断➡硬癌（皮革胃型）

关键词　胃癌　浸润型胃癌　硬癌　X 线造影

出题　小田 丈二[1]，入口 阳介，细井 董三　[1] 东京都癌症检查中心消化内科

胃　病例2

临床信息

　　女性，50余岁。在上消化道内镜检查中发现病变，为了进行详细检查，被介绍到本院接受检查。来院时的检查结果为：尿素呼气试验1.2‰（阴性），抗Hp-IgG抗体＜3 U/mL（阴性），PGⅠ 66.5 ng/mL，PGⅡ 9.4g/mL，PGⅠ/Ⅱ为7.1（阴性）。既往无*H. pylori*（幽门螺杆菌）的除菌治疗史。

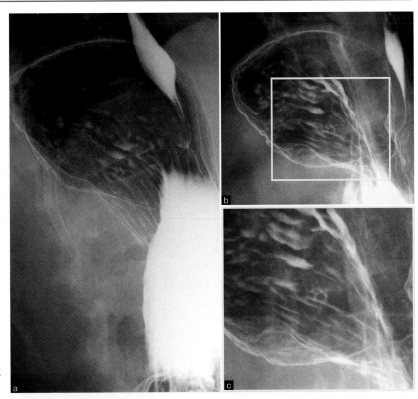

图1 X线造影像
a 半立位俯卧位强第一斜位。
b 半立位俯卧位弱第一斜位。
c 半立位俯卧位弱第一斜位
（b的黄框部放大像）。

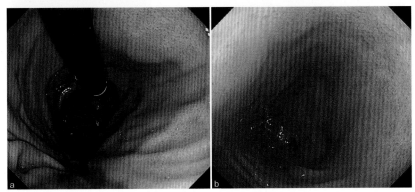

图2 内镜像。背景黏膜

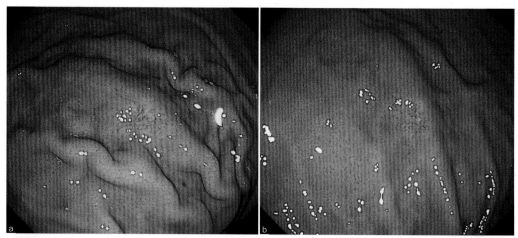

图3 普通内镜像

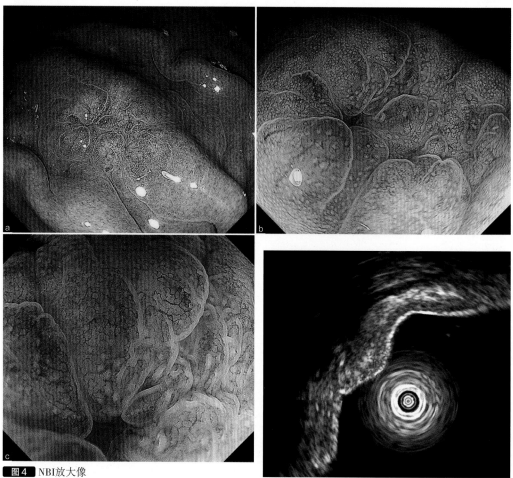

图4 NBI放大像
a：弱放大像。b：中放大像。c：强放大像。

图5 EUS像（20 MHz）

问　根据影像观察①应该列举的鉴别诊断和②最终诊断是什么？

28

1. 诊断方法

X 线造影像（图1） 俯卧位强第一斜位，发现胃体上部大弯前壁伴有周围隆起，可见凹陷性病变。周围隆起部的黏膜形态与周围没有差别，被正常黏膜覆盖。凹陷形状不规则，内部可见粗大颗粒状隆起。相较于病变的大小，周围隆起的幅度很大。俯卧位弱第一斜位时，位于该病变的前壁侧尚见一处钡餐弹出的区域。这个隆起部的黏膜形态也没有发生变化，被正常黏膜覆盖。

背景黏膜内镜像 在整个胃中可以清晰地观察到集合细静脉。结合来院检查所见，也可以同时诊断为 *H.pylori* 未感染胃。另外，**图2** 未发现病变。

常规内镜像 **图3a** 为确认胃体上部大弯皱褶肥厚的隆起性病变。病变界限不清，色调大致呈同色~部分褪色。病变中心部略有些凹陷，但边界不清。**图3b** 的空气量有所增加，但病变中心部位的空气变形不良。

NBI 放大内镜像 **图4a** 为病变中心部的弱放大像。凹陷部茶色变化较弱，是褪色调的病变。**图4b** 为凹陷部的中放大像，凹陷的边界不清晰。整体上观察到非肿瘤性的圆形小凹，但在凹陷处可以观察到窝间部增大、中断、碎片化的细血管（**图 4b'** 的绿色箭头所示区域）。**图 4c'** 为图 4b' 的黄框部强放大像。开大的窝间部内可见一些不同口径、蛇形扭曲的血管。

EUS 像 病变部的第 1 层保持完好，第 2 层稍显肥厚。病变部分是与第 2 层灰度几乎相同的低回声，病变主要位于第 3 层。第 3 层由于肥厚，回声亮度逐渐减弱，甚至断裂。可以看到深部衰减，肿瘤回声与第 4 层相接触（**图5'**，黄色箭头）。

2. 诊断流程

根据本院的信息推测未被幽门螺杆菌感染。在 X 线造影图像上，是被正常黏膜覆盖的伴随着周围隆起的凹陷，凹陷的边缘不规则，凹陷的底部可见粗大颗粒，周围隆起的幅度较厚，所以将肿瘤性病变（癌）放在第一位考虑。现阶段的鉴别是被覆正常上皮的肿瘤：①胃底腺型胃癌（或其他胃型性状的癌），由于发现可疑向前壁黏膜下进展的隆起部；②黏膜下肿瘤（submuucosal tumor，SMT）样癌。其他疾

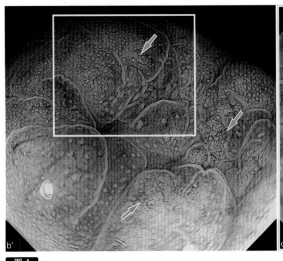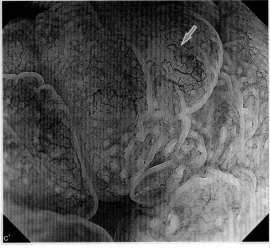

图4

b' NBI中放大像。

c' NBI强放大像。（b' 的黄框部放大像）。

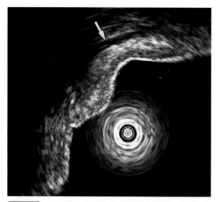

图5 EUS像。可以看到深部减弱，但肿瘤回声与第4层接触（黄箭头）

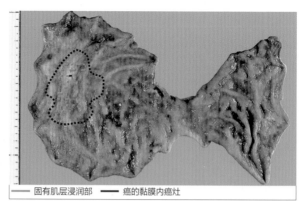

— 固有肌层浸润部　— 癌的黏膜内癌灶

图6 映射像。紫色虚线表示癌的范围

病的可能性包括：③淋巴瘤；④转移性肿瘤；⑤ SMT；⑥ NET（神经内分泌肿瘤）等。癌的情况下，关于浸润深度问题，由于周围隆起的幅度高且宽，所以考虑 SM 以深浸润。SMT 样癌的情况下，如果是幽门螺杆菌已感染，则可以考虑淋巴细胞浸润癌，但本例未感染，所以应首先考虑未分化型胃癌。

从背景黏膜推测，幽门螺杆菌未感染胃的可能性很高。

通常内镜像是 X 线造影所见更加具体化的图像。一方面由于凹陷部的空气变形较差，另一方面充分注气时，周围的肥厚皱襞的高度减低，因此可以推测其深度为 SM 左右，病变部为凹陷周围具有硬度的 2 ~ 3 cm 的区域。

在 NBI 放大观察中，由于保留了上皮的结构（圆形小凹），所以可以推测大部分都被正常上皮（胃底腺）覆盖。也就是说，上皮下存在着某种成分。根据其成分可分为：①胃底腺型胃癌；②未分化型胃癌；③淋巴瘤；④转移性癌。在①的情况下，随着胃底腺的增厚，可以看到腺开口部开大等变化，但在本例中缺乏这种变化。如果是③的话，则可以观察到树枝状的血管，但在本例中也没有这种发现。因为在窝间部观察到了类似于波浪形的微血管（wavy-micro-vessel），因此最可能是上皮下存在未分化型胃癌。

由于在 EUS 中看不到边界清晰的团块，所以可以排除⑤ SMT 和⑥ NET。另外，第 1 层完好地存在，所以其为残留上皮成分的可能性很高，第 3 层在**图5′**的黄箭头的左侧被截断，如果是癌的话，可以推测湿润深度在 SM 以深的可能性很高。

3. 临床经过

由于活检结果为 Group 5（por），所以实施了腹腔镜下贲门侧胃切除手术。在病理组织像中，以 SM 为主体的 por 和 sig 广泛存在，并伴有高度纤维化（**图6，图7**）。多处浸润至固有肌层。病变部几乎所有部位都覆盖着没有萎缩的正常的胃底腺，凹陷部的一部分（4 mm）黏膜固有层中存在未分化型胃癌。最终诊断为腺癌（por2+sig），U，Gre，Type5，pT2（pMP），INFc，Ly0（D2-40），V1b［EVG（Elastica-van Gienson）］，pM0，pDM0，是 pN0。虽然是 MP 癌，但也被认为是所谓的皮革胃型胃癌的早期阶段。

4. 附加点

EUS 在第 3 层从高回声逐渐向低回声变化，最终中断，SM 层表现出逐渐被癌和纤维化替代的情况，符合病理组织像的结果。另外。第 1 层保持完好，也说明了上皮完好地保留着。

5. 鉴别诊断

作为客观事实捕捉到的信息如下：①幽门螺杆菌未感染；②局限性病变；③病变覆盖着正常黏膜。从条件②考虑，肿瘤性病变的可能性很高。从条件①来看，分化型胃癌的可能性

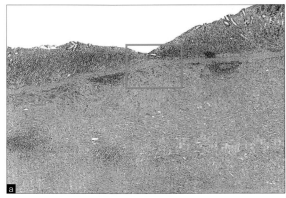
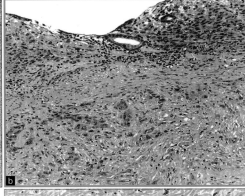
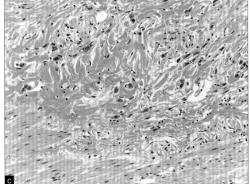

图7 病理组织像
a 黏膜露出部位。
b 黏膜露出部位（a的绿框部放大像）。
c 固有肌层浸润部位。

很低，但希望能列出与幽门螺杆菌感染无关的罕见胃癌。具体包括胃底腺型胃癌、胃底腺黏膜型胃癌、幽门腺型腺瘤、小凹上皮型癌、低分化型腺癌、印戒细胞癌等。满足条件③的癌及其类似疾病，具体包括SMT形态的癌、淋巴瘤、转移性肿瘤、NET、淀粉样变性等在黏膜上皮下沉积的疾病。希望大家充分理解这些疾病的内镜成像差异。

参考文献
[1]上山浩也，八尾隆史，松本健史，他．胃底腺型胃癌の臨床的特徴—拡大内視鏡を中心に：胃底腺型胃癌のNBI併用拡大内視鏡診断．胃と腸 50: 1533–1547, 2015.
[2]Nonaka K, Ohata K, Matsuhashi N, et al. Is narrow-band imaging useful for histological evaluation of gastric mucosa-associated lymphoid tissue lymphoma after treatment? Dig Endosc 26: 358–364, 2014.
[3]八木一芳，佐藤聡史，中村厚夫，他．UL陰性未分化型胃粘膜内癌・粘膜内側方進展のNBI併用拡大内視鏡診断—その可能性と限界．胃と腸 44: 60–70, 2009.
[4]杉山憲義，馬場保昌，竹腰隆男，他．Linitis plastica状態の胃癌の臨床経過の検討—癌の発育曲線と臨床経過の比較検討．胃と腸 15: 1153–1163, 1980.

解答

① 应列举的鉴别诊断➡胃底腺型胃癌（或其他胃型表型的癌）、SMT样癌（特别是未分化型胃癌）、淋巴瘤、转移性肿瘤、SMT、NET

② 最终诊断➡未分化型胃癌（pre-linitis plastica型胃癌）

关键词 未分化型腺癌 早期硬型胃癌 早期胃癌 放大内镜 超声内镜

出题 平泽 大 [1]，长南 明道 [2]，远藤 希之 [3]

[1] 仙台厚生病院消化器内科，[2] 仙石病院消化器内科，[3] 仙台厚生病院病理诊断・临床检查科

胃 病例3

女性，50余岁。主诉心前区痛，左背部痛。既往于2007年出血性胃溃疡［已除菌，UBT阴性，抗Hp（幽门螺杆菌）-IgG抗体13.2 U/mL］。无特殊用药史。2009年3月，附近医院行上消化道内镜检查（esophagogastroduodenoscopy，EGD）发现胃体上部大弯异常。为了进行进一步诊治，同年4月转诊到本科室，进行EGD和胃X线造影检查。5月进行了EGD（复检）。

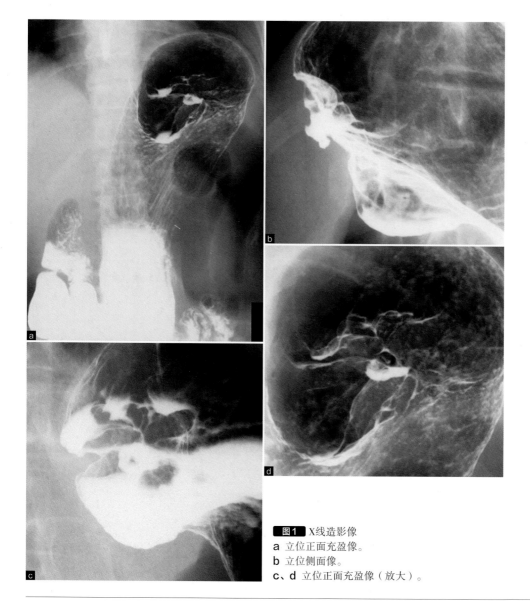

图1 X线造影像
a 立位正面充盈像。
b 立位侧面像。
c、d 立位正面充盈像（放大）。

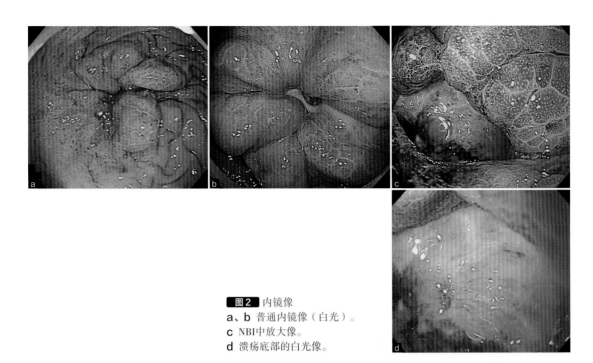

图2 内镜像
a、b 普通内镜像（白光）。
c NBI中放大像。
d 溃疡底部的白光像。

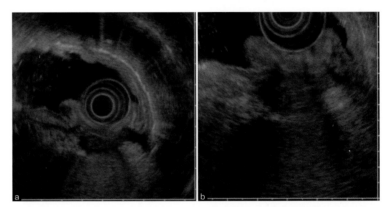

图3 EUS像

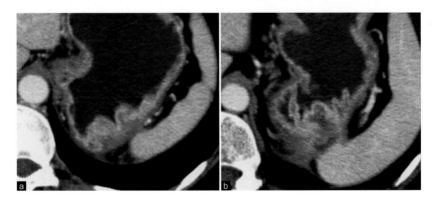

图4 腹部CT像

问 根据影像学检查中①应列举出的鉴别诊断和②最终诊断是什么？

1. 诊断方法

存在于胃体上部大弯处，是一种较深的溃疡性病变，与平时所经历的消化性溃疡的好发部位明显不同，而且是在除菌成功后，再加上也没有服用过 NSAIDs（非甾体抗炎药）或低剂量阿司匹林等药物，因此应该首先考虑良性溃疡以外的疾病，具体表现为以黏膜下为主体发育/浸润的胃癌（低分化型或特殊型），以及胰腺癌等其他脏器癌的胃壁浸润。

在胃 X 线造影检查（**图1**）及内镜检查（**图 2a、b**）中，在肿瘤表面发现皱襞集中像，可见病变伴有强纤维化。根据上述结论，包括 GIST（胃肠道间质瘤）在内的胃原发黏膜下肿瘤（submuucosal tumor，SMT）的可能性很低。SMT 的情况，其共同点是在病变中央单发地发现边缘无蚕食像的深溃疡，但通常不伴有皱襞集中像。

恶性淋巴瘤也有伴随皱襞集中的情况。不过，如果只是这样的大小的话，表面破溃面积会更大，而且感觉不到病变整体的柔软，这一点不符合。

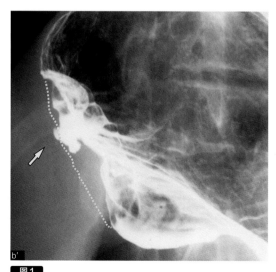

图1

b′ X线造影像（立位侧面像）。龛影向壁外突出（黄箭头）。

对于本病例，X 线造影检查对诊断尤其重要。虽然是不能进行压迫检查的部位，但是正面像（**图 1a**）中钡斑边缘是规则的，周围没有蚕食像等突出来的迹象。另外，侧面像（**图 1b**）中隆起的上升缓慢，龛影向壁外突出很大（**图 1b′**，黄箭头），这与在上皮恶性肿瘤中常见的"充盈缺损"情况不同。

综上所述，虽然进行了 NBI（窄带成像）联合放大内镜检查（**图 2c**），但未发现不完整的黏膜结构和血管。溃疡底部（**图 2d**）被厚厚的白苔覆盖，从边缘及溃疡底部进行的活检也未发现恶性所见。

超声内镜检查（endoscopic ultransonography，EUS，**图3**）显示，从黏膜下层到浆膜外层都有低回声肿块，边缘呈楔形。黏膜下层~固有肌层被认为是主体。内部回声也有稍微高亮度的部分，表现不均匀。总体来说，可以理解为高度纤维化的溃疡性病变。

在 CT（**图4**）中，显示胃壁内信号较低，呈水肿状，胃周围脂肪组织浓度上升。但在壁外未发现肿瘤图像，一部分与脾脏相邻，被认为是炎症波及。

2. 临床经过

质子泵抑制剂（proton pump inhibitor，PPI）用药 1 个月后，内镜检查及 EUS 检查结果均无明显变化（**图5**）。

最终确诊为原因不明的难治性胃溃疡，局部胃切除（**图6**）。从病理组织学上，是波及浆膜的炎症细胞浸润和伴有纤维化的溃疡性病变，未发现恶性细胞。

3. 附加点

· 对于 X 线造影检查中可以加压的部位，良性溃疡的情况下，表现为周堤水肿性变化的 Hampron 线在溃疡颈部呈现为均匀宽度的透亮像。

· 而黏膜下层为主体的溃疡性病变，需要

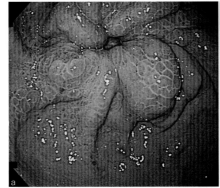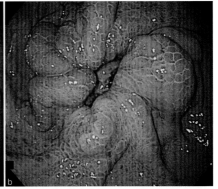

图5 PPI用药后1个月的内镜像

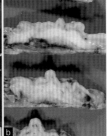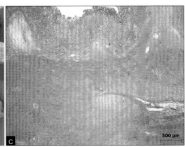

图6 病理
a 新鲜切除标本。
b 固定标本剖面像。
c 病理组织像。

了解与周围脏器的相关信息。壁内的局限定位需要进行 EUS 检查，与其他脏器的关系需要行 CT 扫描。并且，必须从溃疡边缘以及溃疡底部进行多点活检。考虑到 EUS 因溃疡而呈现衰减，建议使用专用设备进行检查。

4. 鉴别诊断

一般情况下，病变阅片应列举出三大类作为鉴别诊断，分别指出其一致点和不同点，即：①良性肿瘤性疾病；②恶性肿瘤性疾病；③炎症性疾病（包括变性疾病）。各分类中还列举了更详细的分类和具体的疾病，但限于篇幅而省略。

据此，本病例的情况如下。

（1）良性 SMT（平滑肌瘤、颗粒细胞瘤、神经鞘瘤等）的表层破溃。

（2）以黏膜下为主体发育/浸润的胃癌（低分化型或特殊型）、GIST 等间充质恶性肿瘤、恶性淋巴瘤、来自其他脏器癌的胃壁浸润等。

（3）消化性溃疡、特殊的难治性胃溃疡，如淀粉样变等。

参考文献
[1]八卷悟郎，奥田圭二. 図説「胃と腸」所見用語集—陰影欠損（schattenminus）. 胃と腸 52: 676, 2017.
[2]浜田勉. 画像所見・胃—Hampton's line.「胃と腸」編集委員会（編）. 胃と腸用語辞典. 医学書院，p 77, 2002.

解答

① 应列举的鉴别诊断➡以黏膜下为主体发育/浸润的胃癌（低分化型或特殊型），其他脏器癌的胃壁浸润（胰腺癌等）

② 最终诊断➡难治性胃溃疡

关键词 难治性胃溃疡 胃 X 线造影检查 鉴别诊断 良性肿瘤 恶性肿瘤

出题 小泽 俊文 [1]　　[1] 総合犬山中央病院消化器内科

胃 病例 4

临床信息 女性，40余岁。主诉心前区痛。既往病史、常用药无特殊。在附近医院对胃脘疼痛进行了仔细检查，实施了内镜检查。

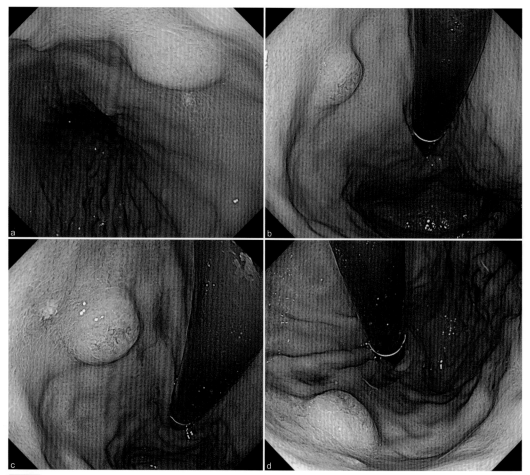

图1
a、b 普通内镜像。
c、d 靛胭脂喷洒像。

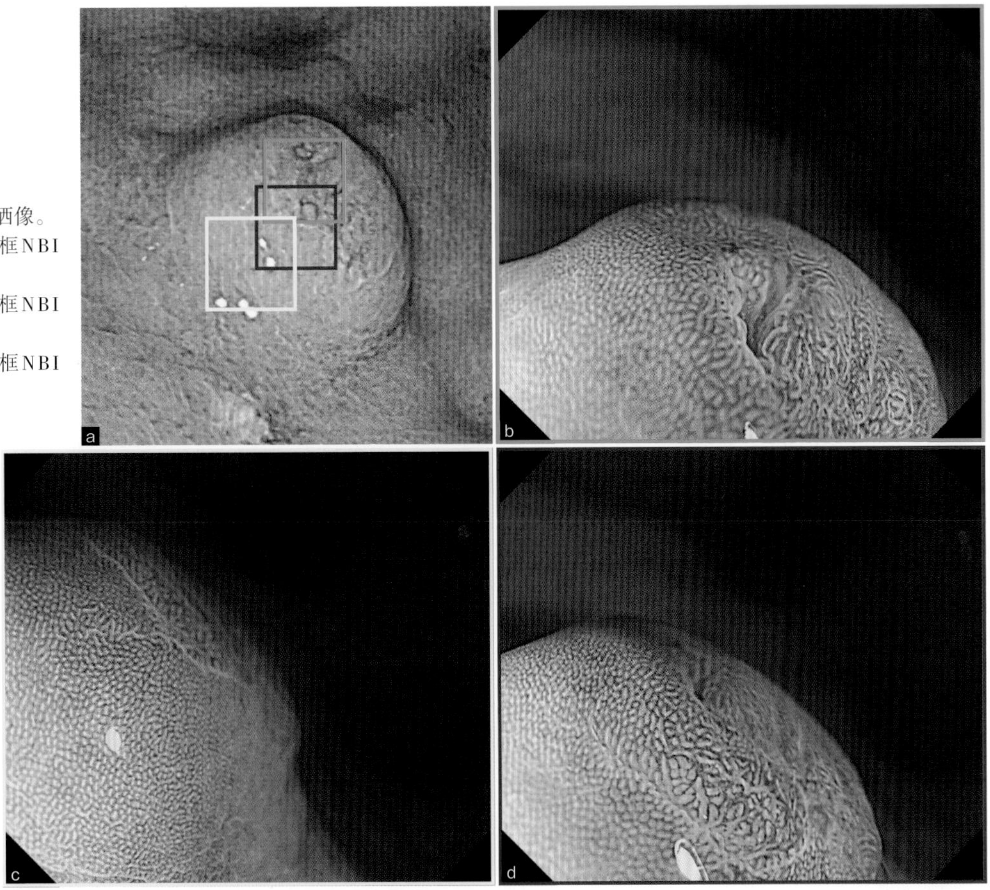

图2
a 靛胭脂喷洒像。
b a的绿色框NBI
放大像。
c a的黄色框NBI
放大像。
d a的红色框NBI
放大像。

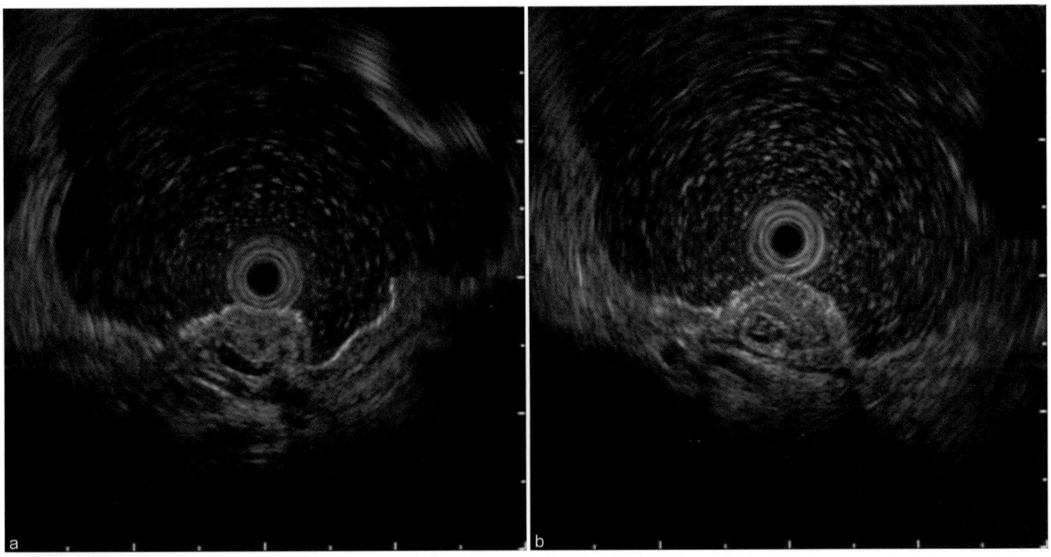

图3 EUS像

问 根据影像学检查①应列举出的鉴别诊断和②最终诊断是什么?

37

阅片的流程 / 要点

1. 诊断方法

胃底腺息肉是以没有萎缩的胃黏膜为背景存在的单发隆起性病变（**图1a、b**）。表面覆盖与周围黏膜相同的胃底腺黏膜，呈现相对陡峭的隆起。

普通内镜像和靛胭脂喷洒像中，在隆起表面的顶部发现浅的凹陷和扩张的树枝状血管（**图1**）。由于病变的上升相对陡峭，因此病变主体部分为黏膜固有层深层~黏膜下层浅层。另外，由于未发现周围黏膜的牵拉和硬化，因此推测是不伴有硬化的上皮下的病变，可能为细胞成分较多的肿瘤和淋巴细胞浸润较多的病变，具体包括类癌、胃底腺型胃癌、异位性胃黏膜/异位性胃黏膜并存癌、淋巴瘤等。

接下来在NBI（窄带成像）放大内镜（中景）检查中发现，抬举部由小圆形pit构成，顶部白区呈均匀的管状表面结构，并发现局部存在深切口的凹槽（**图2**）。在超声内镜（endoscopic ultrastionography，EUS）像（20 MHz）中，在第2~3层呈现以高回声为主体的马赛克图案，内部发现了很多无回声的囊肿性病变。未发现细胞成分较多的肿瘤中出现的相对均匀且边界清晰的低回声区域，以及淋巴细胞浸润后出现的低回声滤泡状小结节。顶部的深切口考虑为

腺开口部，最终诊断为异位性胃黏膜/异位性胃黏膜并存癌（**图3**）。

2. 临床经过

虽然活检结果诊断为Group 1（仅扩大腺管），但也不能否定癌并存的可能性，因此在与患者商量后，以诊断性治疗为目的，实施了内镜下黏膜剥离术（endoscopic submucosal dissection，ESD）。从表层黏膜连续发现黏膜下异位性胃腺，未发现明显的肿瘤成分，最终诊断为异位性胃腺（**图4~图6**）。

3. 鉴别诊断的思路

一般情况下，正常黏膜覆盖的隆起性病变被称为黏膜下肿瘤（submuucosal tumor，SMT），关键是主体成分的类推。具体来说，通过关注隆起的"上升"情况，判断病变主要是由哪一层构成的：①黏膜固有层、②黏膜下层、③固有肌层、④壁外。在SMT中，当上升呈陡峭（呈弯曲）时，考虑以①黏膜固有层（深层）~②黏膜下层（浅层）为主体。以黏膜固有层深层~黏膜下层浅层为主的鉴别疾病有类癌、胃底腺型胃癌、异位性胃黏膜/异位性胃黏膜并存癌、淋巴瘤等。这样，在根据主体成分类推病变的基础上，进一步详细地进行隆起的性状、硬度、表面微结构的诊断。

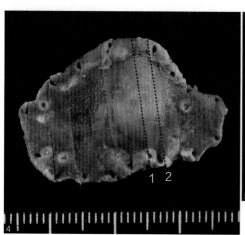

图4 切除标本
图5 图4的剖面像

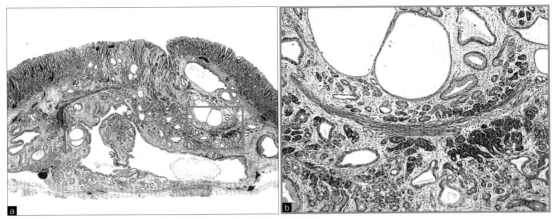

图6 图4（切片2）的病理组织像（放大像，b是a的绿色框放大像）

表1 异位性胃黏膜、类癌、胃底腺型胃癌的鉴别点

	异位性胃黏膜（孤发性）	类癌	胃底腺型胃癌
上升	相对陡峭	平缓	平缓
边缘	规则	不规则	不规则
高度	高	低	低
硬度	软	硬	有点硬
超声内镜检查	第2~3层，类圆形无回声	第2~3层低回声	第2~3层低回声
其他	腺开口	顶部发红、凹陷	

关于"隆起""隆起的边缘""隆起的高度"，由于类癌和胃底腺型胃癌缓慢地向黏膜固有层深层~黏膜下层浸润，所以相对来说隆起比较平缓，抬举的高度较低（**表1**）。在本病例中观察到的树枝状扩张血管，不是疾病特异性的，只要是固有层深层~黏膜下层浅层膨胀发育的病变，都会使血管受压，而形成树枝状血管。对于类癌、胃底腺型胃癌，表面微结构可以观察到非肿瘤的圆形 pit 结构，但在本病例中白区呈现均匀的管状表面结构，由于发现了一部分很深的凹槽，判断为腺开口部，最终诊断为异位性胃黏膜。另外，在内镜诊断的基础上，用 EUS 类推上皮下成分也很重要。

参考文献
[1]二村聡. 胃粘膜下腫瘍の病理診断. 胃と腸 52: 1261–1269, 2017.
[2]岩上裕吉，上堂文也，松浦倫子，他. 胃腫瘍性病変の内視鏡診断―上皮下発育悪性腫瘍の診断（NET，GIST，転移性胃癌）. 胃と腸 55: 584–592, 2020.

解答
① 应列举的鉴别诊断➡异位性胃黏膜 / 异位性胃黏膜并存癌、类癌、胃底腺型胃癌、淋巴瘤
② 最终诊断➡异位性胃黏膜

关键词　异位性胃黏膜　隆起性病变　EUS　内镜诊断　鉴别诊断

出题　外山 雄三 [1]，长浜 隆司　[1]新東京病院消化器内科

胃 病例5

临床信息　男性，70余岁。主诉：无。既往病史：高血压症、糖尿病、心绞痛，*H.pylori*（幽门螺杆菌）除菌后。用药史：兰索拉唑，硝苯地平。现病史：在胃X线造影检查中被指出异常，就诊于当地医院。上消化道内镜检查（食管、胃、十二指肠镜检查，EGD）确认胃体部隆起性病变，同时实施了活检，但诊断为Group 1（慢性胃炎）。为了对该病变进行详细检查及治疗而来本科就诊。在我科进行胃X线造影检查、EGD。住院时体格检查：身高170 cm，体重58 kg。无表面淋巴结肿胀。腹部平坦、柔软，无压痛，未触到肿块。住院时检查结果：血清抗*H.pylori*抗体为3 U/mL，判定为阴性。

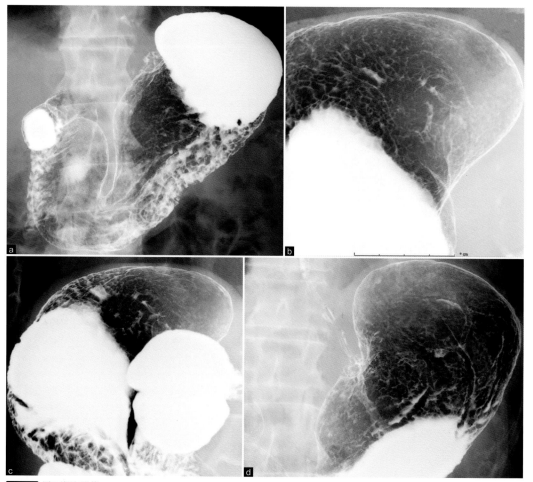

图1 胃X线造影像
a：仰卧位正面双重造影像。**b**：病变部的放大像。**c**：病变部的正面像。**d**：立位仰卧位正面双重造影像，病变的侧面像。

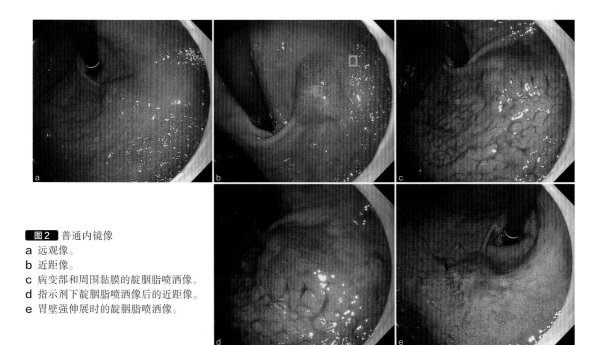

图2 普通内镜像
a 远观像。
b 近距像。
c 病变部和周围黏膜的靛胭脂喷洒像。
d 指示剂下靛胭脂喷洒像后的近距像。
e 胃壁强伸展时的靛胭脂喷洒像。

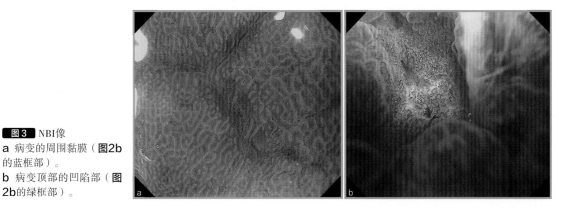

图3 NBI像
a 病变的周围黏膜（**图2b**的蓝框部）。
b 病变顶部的凹陷部（**图2b**的绿框部）。

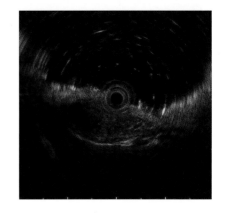

图4 EUS像

问 根据影像学检查①病变的最佳活检部位和②最终诊断是什么?

1. 胃X线造影结果

有管法使用 120 mL baritgen®HD 220 W / V%（伏见制药公司生产）120 mL，采用直接型平面检测器（flat paneldetector，FPD）配备的 C 臂型 X 线透视装置（MDX-800A，东芝医疗系统公司生产）进行了拍摄。

背景黏膜呈椭圆形大～小型胃小区颗粒状（图 1a、b）。半立位俯卧位第一斜位双重造影，在胃体上部靠近小弯前壁处发现 23 mm 的通透像，皱褶集中，顶部伴有淡淡的钡斑。病变的分界有些模糊，起势陡峭。病变的表面结构与背景黏膜所见一致（图 1b）。从正面观察病变，顶部钡斑的边界不整齐（图 1c）。侧面像中，确认有明显的阴影缺损像（图 1d）。由于在隆起的顶部发现上皮性变化，所以诊断为表层大部分被覆非肿瘤黏膜覆盖的上皮性肿瘤。对于浸润深度的判断，根据周围的皱襞集中所见，及侧面像存在阴影缺损诊断为进展期胃癌。

2. 胃普通内镜观察

胃普通内镜观察（GIF-H290Z，Olympus 公司生产）中，背景黏膜在胃体部无萎缩性胃炎，但可见质子泵抑制剂（proton pump inhibitor，PPI）相关的铺路石状黏膜（图 2a～c），胃体上部小弯前壁附近有发红状隆起性病变，表面血管扩张，顶部凹陷（图 2a～d）。病变与周围黏膜的边界不清晰，存在于顶部内陷的边界不整齐（图 2c、d）。另外，隆起表面的构造凹凸不平（图 2c、d）。在色素染色后的胃壁伸展像中，可见台状上举（非延展标志）（图 2e）。由隆起顶部的不整凹陷、病变表面的凹凸不整，以及"台状上举"所见，可以诊断为癌。从隆起上升的观察结果和上述检查结果来看，不是 GIST（胃肠道间质瘤）等胃黏膜下肿瘤（submuucosal tumor，SMT）。另外，关于浸润深度，由于台状隆起所见呈阳性，经诊断为黏膜下层以深部。关于

组织型，黏膜表层的大部分被非肿瘤黏膜覆盖，呈现上皮下发育的肿瘤形态，鉴别出低分化型腺癌和特殊型的癌（淋巴细胞浸润胃癌等）。

3. 胃放大内镜观察

在胃放大内镜观察（GIF-H290Z，Olympus 公司生产）中，如果同时对周围背景黏膜进行 NBI（narrow band imaging）联合放大观察，就会发现微血管结构（微血管模式，V）像无法辨认。表面微结构（S），腺窝边缘上皮（边缘隐窝上皮，MCE）的形态为弧状～类圆形，形状均匀，排列规则，分布对称（图 3a）。观察病变部，发现隆起顶部凹陷处有明显的 DL（分界线）。关于 V，各个微血管的形态主要是由小型而致密的封闭性环路形成网络（dense-close-looped network），形状不均匀，排列不规则，分布不对称。关于 S，未能识别 MCE。通过 VS 分类系统，判定为伴有 DL 的 IMVP（不规则微血管模式）加 IMSP（无微表面图案），诊断为癌（图 3b）。从凹陷部进行靶向活检，活检标本的病理组织学诊断为癌。

4. EUS所见

在超声内镜（EUS）观察（去气水法，20MHz 模型探测）中，可见肿瘤主要位于第 3～4 层，内部回声是高回声和低回声部分混合在一起的回声，为边界不明确的低回声肿瘤，浸润深度为固有肌层（图 4）。

5. 临床经过

根据上述检查结果诊断为进展期胃癌，实施了贲门侧胃切除术＋淋巴结切除手术（D2）。

6. 切除标本肉眼观察

贲门侧胃切除后，在福尔马林固定后的切除标本的肉眼观察中，可见病变的中心呈褪色改变，周围呈褐色调，确认为隆起性病变（图 5a、b）。周围黏膜广泛出现大小不同的颗粒状变化，呈铺路石状（图 5a、b）。从切除标本的肛侧稍微斜向拍摄的肉眼像（图 5c）中，

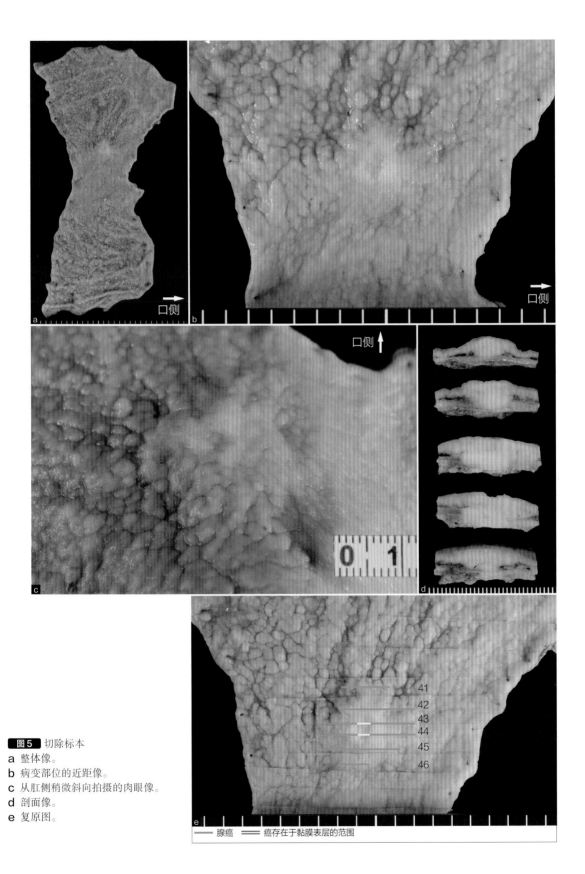

■图5 切除标本
a 整体像。
b 病变部位的近距像。
c 从肛侧稍微斜向拍摄的肉眼像。
d 剖面像。
e 复原图。

41
42
43
44
45
46

—— 腺癌 ══ 癌存在于黏膜表层的范围

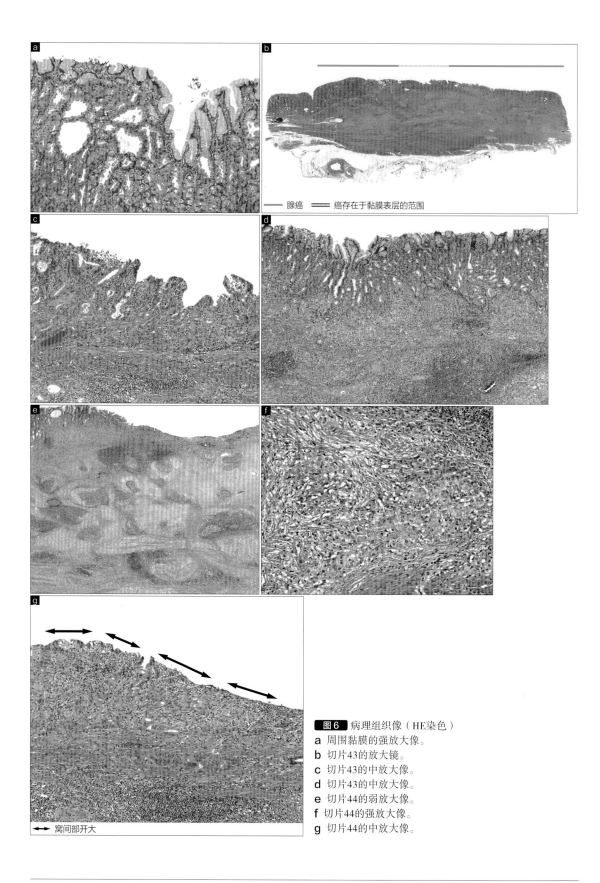

■图6 病理组织像（HE染色）
a 周围黏膜的强放大像。
b 切片43的放大镜。
c 切片43的中放大像。
d 切片43的中放大像。
e 切片44的弱放大像。
f 切片44的强放大像。
g 切片44的中放大像。

（图b图例）—— 腺癌　══ 癌存在于黏膜表层的范围

（图g图例）←→ 窝间部开大

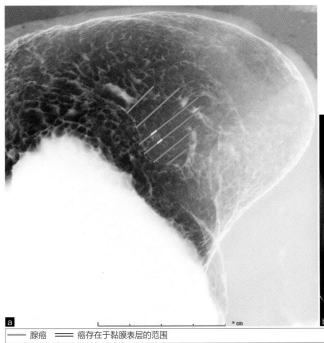
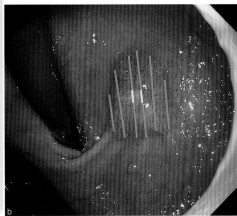

—— 腺癌　════ 癌存在于黏膜表层的范围

图7 切除标本与X线造影像、内镜像的对比
a X线造影像。
b 内镜像。

可见隆起与周围黏膜的边界不清晰，但隆起与通常的 SMT 相比是陡峭的。另外，也可观察到周围的皱褶集中。

在标本的剖面像中，病灶存在于固有肌层及黏膜下层（**图 5d**）。

7. 切除标本病理组织学结论

这是切除标本的病理复原图（**图 5e**）。肿瘤直径为 25 mm × 20 mm，周围黏膜的病理组织学的观察结果显示，胃底部腺体囊状扩张，壁细胞变性导致的壁细胞突起，与 PPI 相关的胃黏膜病变一致（**图 6a**）。隆起部的黏膜表层大部分被非肿瘤黏膜覆盖（**图 6b**）。黏膜表层局部存在高～中分化型腺癌（**图 6c**），从被覆非癌黏膜同侧黏膜中层到深层可见中～低分化型腺癌（**图 6d**）。从黏膜下层到固有肌层，以低分化型腺癌为主体的癌细胞广泛浸润（**图 6e、f**）。黏膜下层淋巴滤泡增加，但是在 EBER1［EBV（EB 病毒）– 小编码 RNA1）为目标的 ISH（原位杂交）］中未发现阳性细胞。在免疫组织化学染色方面，MUUC2 阴性，MUUC5AC 阳性，MUC6 阴性，CD10 阴性。根据以上的病理组织学的分析，腺癌（低分化型腺癌伴高～中分化型腺癌）0– Ⅱ a+ Ⅱ c– 进展期，pT2（MP），Ly1a，V1b，INFb，pPM0，pDM0。淋巴结（局部）：无转移。

8. X线造影、内镜所见与病理学所见的对比

根据病理组织学的观察，在黏膜表层存在癌的部位，与 X 线造影、内镜所见的顶部凹陷部一致（**图 7**）。**图 3b** 的 NBI 联合放大内镜观察和病理组织学进行对比（**图 6g**），IMSP 成立，表层的窝间部宽广，表面缺乏小凹开口，反映出相对于黏膜肌层为肿瘤腺窝的走行呈斜向的组织结构。IMVP 呈密集网格状反映了高～中分化腺癌间质增生的微血管构像。

参考文献
[1]八尾恒良，大串秀明. 病理組織構築よりみた深達度診断の問題点. 胃と腸 12: 1157–1173, 1977.
[2]八尾恒良，田邊寬，長浜孝，他. 胃の陥凹型SM癌の病

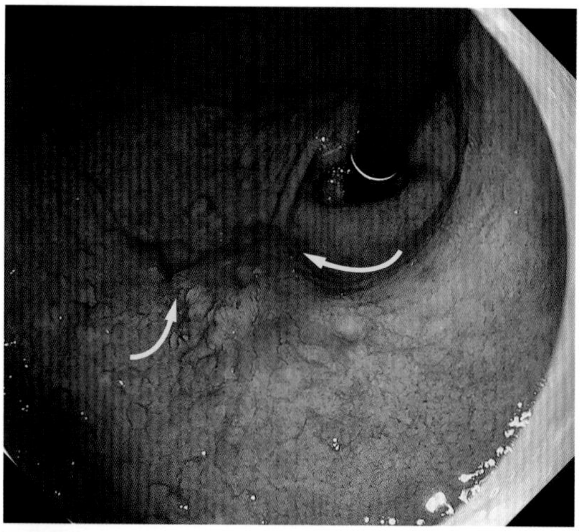

图8 通常是内镜，胃壁强伸展像。认可"台状上举"所见（非扩张信号）（黄色箭头）

理組織構築と対比した内視鏡所見—pSM2癌診断のための観察方法と診断限界. 胃と腸 43: 1109–1125, 2008.

[3]Nagahama T, Yao K, Imamura K, et al. Diagnostic performance of conventional endoscopy in the identification of submucosal invasion by early gastric cancer; the "non-extension sign" as a simple diagnostic marker. Gastric Cancer 20: 304–313, 2017.

[4]Chuman K, Yao K, Kanemitsu T, et al. Histological architecture of gastric epithelial neoplasias that showed absent microsurface patterns, visualized by magnifying endoscopy with narrow-band imaging. Clin Endosc 54: 222–228, 2021.

[5]八尾建史（著），松井敏幸，岩下明德（監）. 胃拡大内視鏡. 日本メディカルセンター，pp 128–129, 2009.

解答

①病变的最佳活检部位➡隆起顶部的凹陷部

　　隆起顶部的凹陷部分，在 X 线造影检查和普通内镜检查中呈现不规则的边界，该部分在 NBI 联合放大内镜检查中判定为 IMVP plus AMSP with a DL，可以高确信度诊断为癌。呈现上皮性改变的部位仅有该部位，关键是能准确捕捉影像所见，进行靶向活检。

②最终诊断➡进展期胃癌

　　根据隆起顶部的不整齐凹陷、病变凹凸不整的表面构造、"台状上举"所见（图8），可以诊断为癌。并且，如前所述，通过对隆起顶部凹陷部的 NBI 联合放大观察，可以高确信度地诊断为癌。对该部位进行靶向活检，也可以得到腺癌的确定诊断。

关键词　　"台状上举"所见　　VS 分类系统　　上皮下发育肿瘤　　进展期胃癌　　活检

出题　今村 健太郎[1]，八尾 建史，二村 聪[2]

[1] 福冈大学筑紫病院内视镜部，[2] 同　病理部・病理诊断科

胃 病例6

临床信息   男性，60余岁。既往病史、服药史无特殊。在上消化道X线造影检查中，因胃部弯曲而怀疑肿瘤，被介绍到本院接受诊断，H.pylori（幽门螺杆菌）无除菌史。血清抗H.pylori抗体及血清胃泌素值未测定。**图1**为上消化道内镜像。

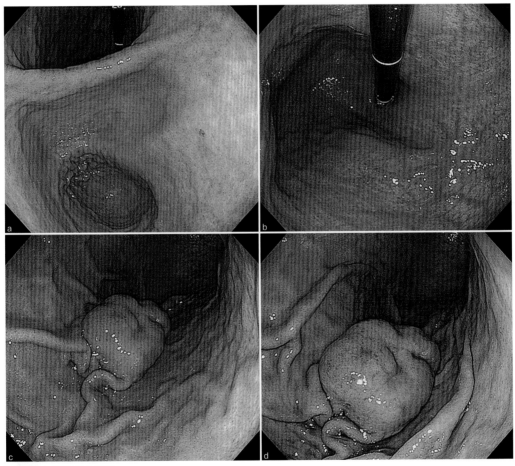

图1 上消化道内镜像
a~c 白光像。
d 靛胭脂喷洒像。

问 根据图像，①应列举的鉴别诊断和②最终诊断是什么？

阅片的流程 / 要点

1. 诊断方法

在内镜检查的常规观察中，胃突黏膜的色调为白色和红色的斑点状，表面凹凸不平，怀疑存在萎缩性胃炎（**图1**）。胃体部黏膜反转观察，可以看到以小弯为中心的萎缩黏膜，大弯是发红保持皱襞的非萎缩黏膜。右胃体部下部大弯发现4cm大的被正常黏膜覆盖的黏膜下肿瘤（submuucosal tumor, SMT）（**图1c**）。

首先是良恶性鉴别，该病变形状不对称、不规则，顶部伴有不规则的凹槽状的凹陷，并伴有黏膜发红。病变很硬，也没有开口部样的发现，所以良性的孤发性黏膜下异位腺的可能性很低，根据凹凸不平的硬结节性形状考虑

存在恶性肿瘤的可能性。由基部的凹陷可以推测出主体部分在比固有肌层浅一层的病变。由以上可知，考虑为存在于黏膜下层的SMT，如有神经内分泌肿瘤（neuroendocrine tumor, NET）、SMT样胃癌、恶性淋巴瘤、转移性胃癌。

从结节状的形状和大小来看，没有溃疡的迹象，因此对恶性淋巴瘤持否定态度，由于单发和没有恶性肿瘤的病史，认为转移性胃癌的可能性也不高。

在窄带成像（narrow band imaging, NBI）联合放大观察中，肿瘤顶部的凹陷部和周边黏膜只有圆形~椭圆形的腺开口部的黏膜和垄状表面构造的黏膜混在一起，没有发现具有明显区域性的表面微结构和微血管的紊乱图像（**图2**），根据以上所见，认为SMT样胃癌的可能性很低。

在超声内镜（EUS）检查中，肿瘤边缘稍不整齐，内部回声为均匀的低~等回声，肌层结构保持良好（**图3**）。肿瘤与固有肌层之间的边界除了局部以外，整体尚清晰，肌层也没有肥厚的迹象，因此认为肿瘤是以黏膜下层为主体的膨胀性发育的病变。

CT显示，该病变向胃内腔突出，表现为边界清晰且具有均匀效果的肿瘤（**图4**）。其他

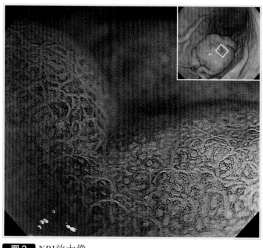

图2 NBI放大像

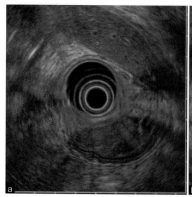
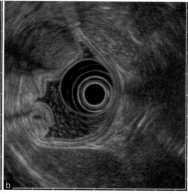

图3 EUS像

脏器无异常。

2. 临床经过

以黏膜下层为主，呈膨胀性发育的不整齐的 SMT，表面虽然有凹陷，但由于Ⅱc面和 NBI 放大像中没有不完整的表面微结构和微血管像，因此首先怀疑是 NET。胃突部有萎缩性胃炎的迹象，由于肿瘤周围的胃体部大弯存在非萎缩黏膜，诊断为 H. pylori 相关胃炎合并 Rindi 分类 3 型的孤发性 NET。通过超声内镜下穿刺抽吸法（EUS-FNA）确定了 NET 的诊断，施行了伴有 D2 淋巴结清扫的幽门侧胃切除术（图 5）。

在手术标本的病理组织像中，未发现肿瘤周围的胃底腺黏膜萎缩、ECL（肠嗜铬样）细胞过度形成等自身免疫性胃炎。病变为黏膜下组织内的边界清晰的肿瘤，在病理组织学上呈索状构造、管状构造，并有增生。神经内分泌标志物呈阳性，Ki-67 指数小于 3%，因此诊断为 NET G1（图 6）。未发现淋巴结转移。手术后 10 年内无复发生存中。

3. 鉴别诊断

像本病例一样的胃上皮下发育肿瘤，根据肉眼形态和硬度，判断良恶性以及病变主体比固有肌层浅还是深，是进行鉴别的关键，黏膜下异位性胃腺（submucosal heterotopicsubmucosal glands）是与慢性胃炎伴随出现的，大多数情况下是弥漫性的，但是孤立性的异位性胃腺是

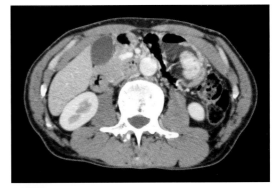

图 4 腹部造影CT像

伴随着顶部凹陷的局限性 SMT。大的 SMT 顶部多有反映开口的中心凹陷或溃疡形成，反映出胃腺组织增生和腺囊囊状扩张，与充实性 SMT 相比，其特征是稍软一些。EUS 图像多在病变内混合有无回声区域。如本病例所示，基部呈现凹形的形态，如果硬度较大，则应该与浅于固有肌层的 NET 等进行鉴别。

Rindi 等将胃 NET 分为自身免疫性胃炎中并存的 1 型、合并多发性内分泌肿瘤（胃泌素产生肿瘤）的 2 型、孤立性 3 型，表明与肿瘤的恶性程度和预后有关。1 型、2 型伴有高胃泌素血症。治疗方针是，1cm 以下的 1 型、2 型 NET 适用于内镜切除，其他基本上是适用于伴有淋巴结肿大的胃切除术。

本病例中的血清胃泌素值和自身抗体值均未测定，但由于在胃黏膜上没有发现内镜和病

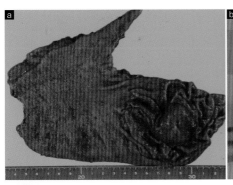
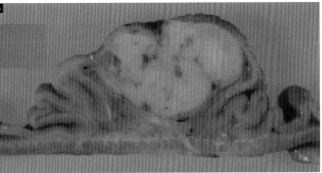

图 5 手术标本。
a 新鲜切除标本。
b 固定标本剖面像。

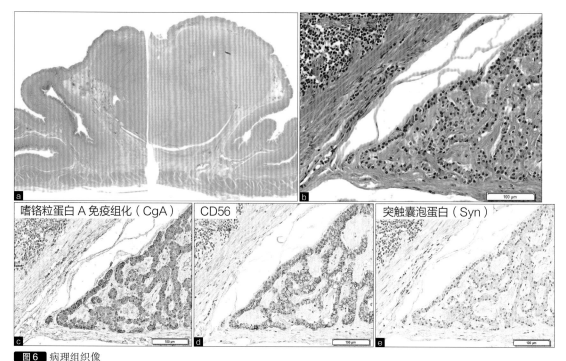

图6 病理组织像
a 放大内镜像。
b HE染色像。
c～e 免疫组织化学染色像。

图中标注：嗜铬粒蛋白 A 免疫组化（CgA）　CD56　突触囊泡蛋白（Syn）

理组织性的自身免疫性胃炎，故将其分为 3 型。3 型 NET 通常是单发且 1 cm 以上，恶性程度高，容易发生转移。本病例在细胞增生活性较低的 G1 下没有淋巴结和远处转移，转归良好。另外，NET 是由内分泌细胞的前驱细胞发育而来的细胞异型度较低的肿瘤，而由腺癌发育而来的恶性内分泌细胞癌具有充实型和索状构造等，恶性程度非常高的内分泌细胞癌（neuroendocrine carcinoma，NEC）需要严格区分。

参考文献
[1]岩上裕吉，上堂文也，松浦倫子，他．胃腫瘍性病変の内視鏡診断—上皮下発育悪性腫瘍の診断（NET，GIST，転移性胃癌）．胃と腸　55: 584–592, 2020.
[2]Rindi G, Luinetti O, Cornaggia M, et al. Three subtypes of gastric argyrophil carcinoid and the gastric neuroendocrine carcinoma: a clinicopathologic study. Gastroenterology　104: 994–1006, 1993.
[3]Delle Fave G, O'Toole DD, Sundin AA, et al. ENETS consensus guidelines update for gastroduodenal neuroendocrine neoplasms. Neuroendocrinology　103: 119–124, 2016.

解答

① 应列举的鉴别诊断➡神经内分泌肿瘤，SMT 样胃癌，恶性淋巴瘤，转移性胃癌

② 最终诊断➡神经内分泌肿瘤

关键词　　胃黏膜下肿瘤　神经内分泌肿瘤　SMT　NET　鉴别诊断

出题　井上 贵裕[1-2]，上堂 文也[1]

[1] 大阪国際がんセンター消化管内科，[2] 京都大学大学院医学研究科消化器内科学

十二指肠 病例1、病例2

临床信息

[病例1] 男性，70余岁。以心前区疼痛为主诉，就诊于当地医院。实施上消化道内镜检查时，诊断出十二指肠球部异常，转诊到本科室。

[病例2] 男性，50余岁。无主诉。通过任意型EGD发现十二指肠降部有异常，于是转诊到本科室。

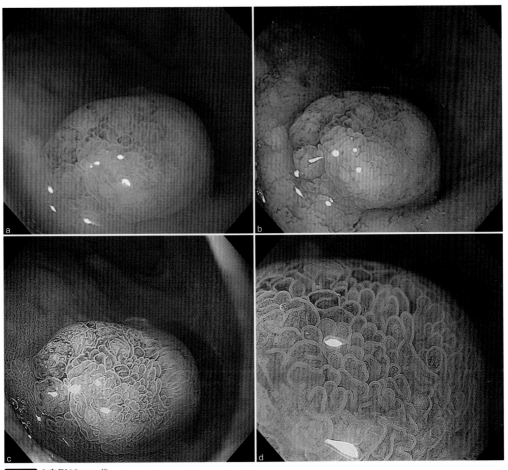

图1 [病例1]EGD像
a：白光像。b：靛胭脂喷洒像。c：NBI非放大像。d：NBI放大像。

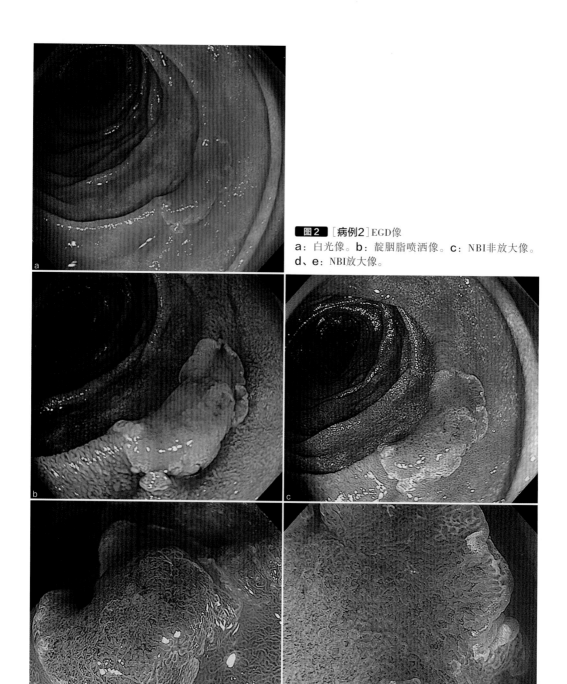

图2 ［病例2］EGD像
a：白光像。b：靛胭脂喷洒像。c：NBI非放大像。
d、e：NBI放大像。

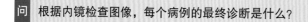

问 根据内镜检查图像，每个病例的最终诊断是什么？

1. 诊断方法

[病例1]

存在于幽门管附近的十二指肠球部下壁，呈淡红色调，隆起性病变高达 10 mm（**图1**）。

首先，该部位出现的隆起性病变中频率

较高的有异位性胃黏膜、胃小凹上皮化生、Brunner 腺增生、淋巴管瘤、淋巴滤泡、囊肿。另外，频率较低的有十二指肠腺瘤、癌，神经内分泌肿瘤和 GIST 等黏膜下肿瘤（submuucosal tumor，SMT）。其中在十二指肠腺瘤和癌中，

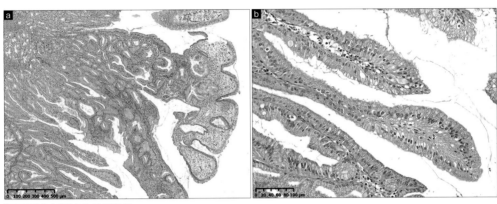

图3 [病例1]病理组织像

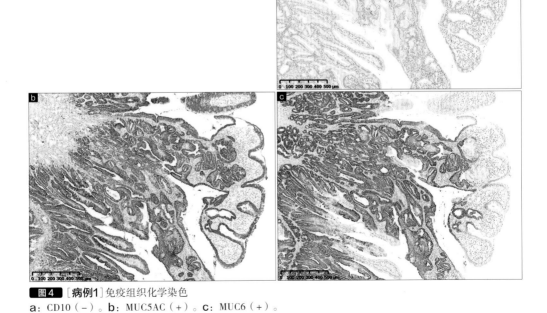

图4 [病例1]免疫组织化学染色
a：CD10（－）。b：MUC5AC（＋）。c：MUC6（＋）。

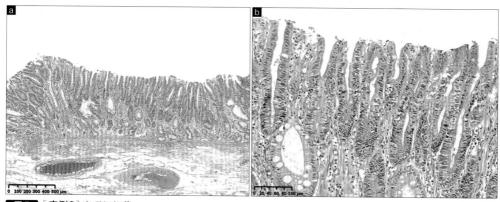

图5 ［病例2］病理组织像

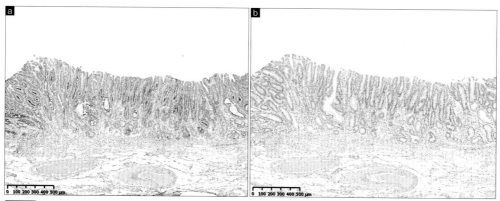

图6 ［病例2］免疫组织化学染色
a：CD10（＋）。**b**：MUC5AC（－）。

如果在口侧出现比主乳头高的绒毛状结构，胃型性状的可能性较高。

通过本病变可以清楚地认识到与周围的界限，从隆起整体上可以看到稍微大的绒毛状构造，上述鉴别疾病的大部分可以排除，可以将范围缩小到异位性胃黏膜、胃小凹上皮化生、Brunner腺过度形成，十二指肠腺瘤、癌，本病例由于在病变周围没有发现同样的病变，所以首先考虑十二指肠腺瘤、癌，但是从内镜观察到的表面构造来看，很难鉴别异位性胃黏膜、胃小凹上皮化生、Brunner腺过度形成、十二指肠腺瘤和癌。因此，需要综合考虑活检结果进行判断。另外，十二指肠腺瘤和癌的诊断在病理医生之间的差距也很大，存在诊断标准不统一的地方，笔者的研究中，如本病例所示，表面结构均一的情况下，腺瘤的可能性较高，本

病例最可能考虑的是胃型腺瘤。

［病例2］

十二指肠下部乳头对侧存在的14mm左右的扁平隆起性病变，在隆起边缘，有白色不透明物质（white opaque substance，WOS）沉着，但是隆起内部呈淡淡的红色，未见到WOS沉积。另外，可见病变中央向右壁侧的隆起凹陷（**图2**）。

在十二指肠中发现的白色色调的隆起性病变中频率较高的是淋巴管瘤，但是像本病例这样呈现10 mm以上的扁平隆起形态是极为罕见的，一般比较容易诊断为十二指肠腺瘤、癌。这次的病例由于超过10 mm而且形成凹陷，通常认为癌是第一位的（**图2a**），在NBI（narrow band imaging）放大观察中，pit结构在整个病变中呈现出单一表型（**图2d，e**），腺瘤的可

能性很高。如上所述，虽然这样的常规观察和 NBI 放大观察的诊断也有不一致的情况，但这次的病例是因为腺管的形态单一且形状相对完整，所以首先考虑腺瘤。另外，由于是在十二指肠降部呈现 pit 结构高度较低的病变，所以被认为是肠型性状。

2. 临床经过

[病例 1]

后来，实行了内镜下的息肉切除术。病变是由圆形的小型核和嗜酸性的细胞质构成的绒毛状病变，由于细胞异型、结构异型轻度，被诊断为腺瘤（**图 3**）。CD10（−），MUC5AC（＋），MUC6（＋），被判定为胃型性状（**图 4**）。

[病例 2]

内镜下黏膜剥离术（endoscopic submucosal dissection，ESD）实施后，病变由黏膜中层～表层增殖的密度高的管状腺管构成，腺管开口部几乎等距地直向管腔方向开口，被诊断为腺瘤（**图 5**）。CD10（＋），MUC 5AC（−），MUC 6（−），黏液性状被判定为肠型性状（**图 6**）。

3. 附加点

· 十二指肠隆起性病变的诊断，在现在的内镜检查中是有限的。在高度的病变中，由于活检引起的纤维化对治疗的影响较小，因此也可根据具体情况参考活检结果。

· 十二指肠上皮性肿瘤大致分为胃型性状

和肠型性状。虽然目前还有很多不明确的地方，但是有报告显示，胃型性状在生物学上的恶性度很高，癌的比例，甚至 SM 浸润癌的比例很高，术前掌握黏液性状可能对治疗选择有帮助。十二指肠上皮本身是吸收上皮，因此 WOS 的沉积在频率和程度上有差异，但无论胃型还是肠型都应注意观察。

4. 鉴别诊断

十二指肠根据病变部位、大小、形态不同，所鉴别的疾病也不同。特别是高隆起性病变，仅从表面结构鉴别是困难的，活检结果作为参考的态度的现状也是应该允许的。

参考文献

[1]Yoshida M, Shimoda T, Abe M, et al. Clinicopathological characteristics of non-ampullary duodenal tumors and their phenotypic classification. Pathol Int 69: 398–406, 2019.

[2]Kakushima N, Yoshida M, Yamaguchi Y, et al. Magnified endoscopy with narrow-band imaging for the differential diagnosis of superficial non-ampullary duodenal epithelial tumors. Scand J Gastroenterol 54: 128–134, 2019.

[3]Kakushima N, Yoshida M, Takizawa K, et al. White light and/or magnifying endoscopy with narrow band imaging for superficial nonampullary duodenal epithelial tumors. Scand J Gastroenterol 56: 211–218, 2021.

[4]Ushiku T, Arnason T, Fukayama M, et al. Extra-ampullary duodenal adenocarcinoma. Am J Surg Pathol 38: 1484–1493, 2014.

[5]Yoshimizu S, Kawachi H, Yamamoto Y, et al. Clinicopathological features and risk factors for lymph node metastasis in early-stage non-ampullary duodenal adenocarcinoma. J Gastroenterol 55: 754–762, 2020.

解答

最终诊断➡ [病例 1]：十二指肠胃型腺瘤，[病例 2]：十二指肠肠型腺瘤

关键词　十二指肠隆起性病变　十二指肠上皮性肿瘤　黏液性状　肉眼型　表面结构

出题　吉田 将雄[1]，小野 裕之　[1]静岡県立静岡がんセンター内視鏡科

十二指肠 病例 3

临床信息

　　男性，70余岁。主诉心窝部痛、腹痛。既往病史无特殊。20XX年4月，因心窝部痛、腹痛在当地医院就诊时的上消化道内镜检查（esophagogastroduodenoscopy，EGD）中，被指出十二指肠异常，为了详细检查和治疗，被介绍到本科室接受治疗。

　　在血液检查中，仅存在低营养不良引起的轻度低白蛋白血症。此外，包括炎症反应、肿瘤标志物在内的情况均未发现异常。

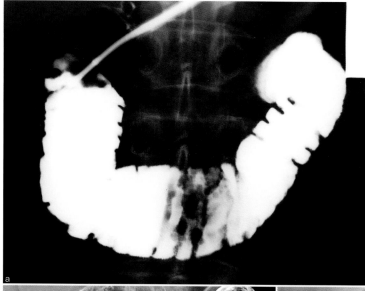

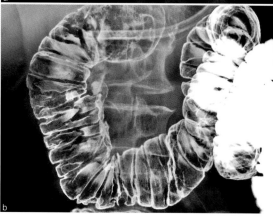

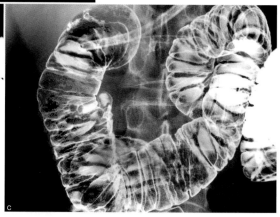

■**图1** 低张性十二指肠X线造影像
a 背卧位正面充盈像。
b 背卧位第一斜位像（双重造影）。
c 背卧位正面像（双重造影）。

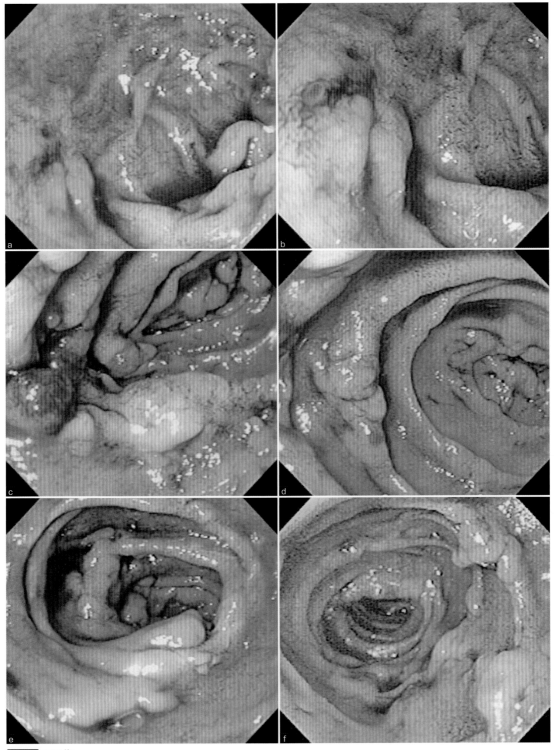

图2 EGD像

a、b 十二指肠球部（色素喷洒像）。

c、d 十二指肠下行部（色素喷洒像）。

e、f 十二指肠水平部（色素喷洒像）。

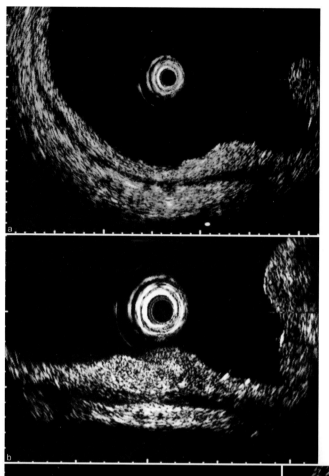

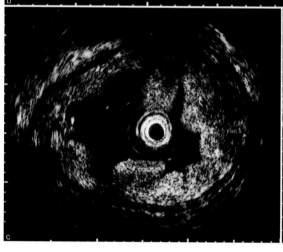

图3 EUS像
a、b 十二指肠球部。
c、d 十二指肠下行部。

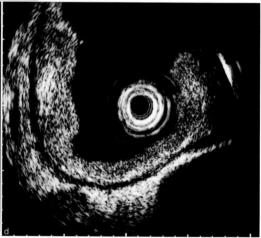

根据影像学检查，

① 本病变是上皮性病变还是非上皮性病变？陈述其根据

问 ② 陈述应列举的鉴别诊断

③ 最终诊断是什么？

1. 诊断方法

在低张性十二指肠 X 线造影检查的充盈像下，十二指肠角附近发现轻度壁变形，十二指肠水平部有 Kerckring 皱褶肥厚和黏膜下肿瘤（submuucosal tumor，SMT）样隆起性病变。未发现十二指肠整体的伸展不良等表现（**图1a**）。双重造影像（第一斜位造影）显示十二指肠的伸展性良好。从十二指肠球部到上十二指肠角，由 X 线造影所见，在顶部有轻微凹陷的隆起性病变多发（**图1b′**，红色箭头），在下行部以及下十二指肠角附近发现了伴随着 Kerckring 皱褶肥厚的多发隆起，在十二指肠水平部发现了 SMT 样隆起性病变（**图1b′**，黄色箭头），从 X 线造影来看，本病例不是局限性病变，而是弥漫性病变。

在 EGD 中，在十二指肠球部观察到顶部有多发隆起伴有小的糜烂和多发的 Kerckring 皱褶肥厚（**图2a、b**），下行部（**图2c、d**）和水平部（**图2e、f**）也发现 Kerckring 皱褶肥厚和 SMT 样多发隆起，特别是在水平部扁平的 SMT 样隆起性病变（**图2e**）。

综上所述，本病变基本上是多发的 SMT 样病变，只有部分隆起顶部有糜烂，属于非上皮性病变。

在超声内镜检查（EUS）中，十二指肠球部的隆起性病变是由以黏膜下层为主体呈高回声的肿瘤或物质沉积而形成的病变，在降部呈现以黏膜下层为主体的高回声物质沉积而产生的壁肥厚现象（**图3**）。

作为鉴别诊断，从 X 线造影检查中可以发现十二指肠水平部的上皮性肿瘤和滤泡性淋巴瘤等，但如果再加上内镜观察的话，原子能性的淀粉中毒也应该作为鉴别来考虑。另外，加上内镜观察，十二指肠水平部的上皮性肿瘤被否定。另外，内镜下的十二指肠降部未发现淋巴堵塞和淋巴瘤细胞浸润导致的肿大绒毛，在 EUS 中，黏膜下层存在的物质与淋巴瘤特征性的低回声肿瘤（像）相反，由于呈现高回声，

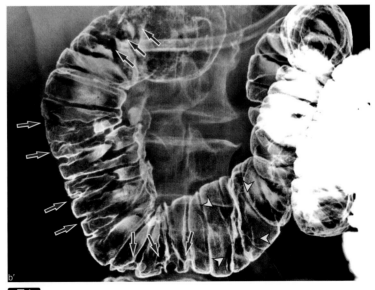

图1

b′ 低张性十二指肠X线造影（第一斜位）。

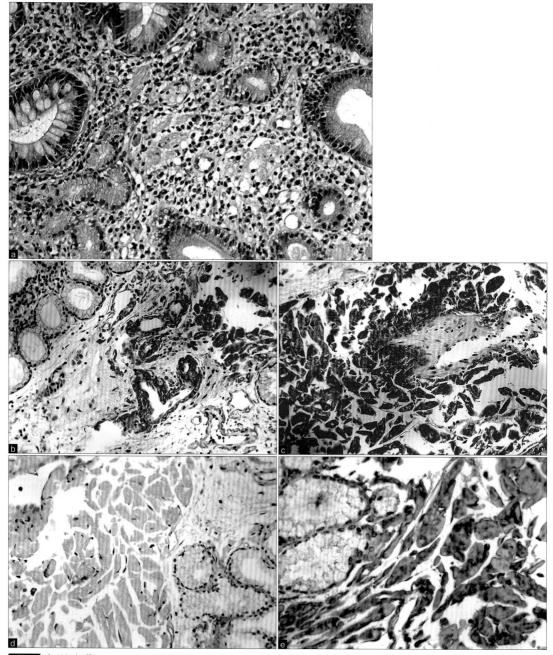

图4 病理组织像
a HE染色像。
b、c 刚果红染色像。
d、e 免疫组织化学染色像。d：负κ染色，e：正λ染色。

滤泡性淋巴瘤被否定。

　　根据这些图像，可以诊断为 EUS 中以黏膜下层为主体，呈现高回声物质沉积的多发 SMT 样疾病。由于黏膜的障碍导致的糜烂、溃疡不是主体图像，因此诊断的主要方向是原发性（AL 型）淀粉中毒，而不是以黏膜固有层沉积为主体的继发性（AA 型）。

2. 临床经过

在本病例中，常规的活检在病理组织学上无法确诊，对十二指肠球部的隆起进行内镜黏膜切除术（EMR），同时进行了病理诊断。

在 HE 染色中，在黏膜下层发现了被乙氨酸均匀染色的无结构物质的沉积（**图 4a**）。该物质以黏膜下层的血管周围为中心呈块状沉积，刚果红染色阳性，因此明确为淀粉样蛋白（**图 4b、c**）。这种淀粉样物质是经过免疫组织化学染色的结果，κ–链阴性，λ–链阳性（**图 4d、e**）。本病例未合并多发性骨髓瘤，最终诊断为原发性淀粉样变性。另外，在本病例中，发现了多灶 SMT 样小病灶。

3. 鉴别诊断

本病例是一种比较罕见的原发性淀粉中毒病例。在 X 线造影检查中可了解，十二指肠壁的伸展性、病变是隆起还是凹陷、是否多发、病变是上皮性还是非上皮性。在 X 线造影检查阶段，从阅片所见考虑 3 个左右可能的病变，作为鉴别。

在内镜检查中，对 X 线造影检查中的阅片所见进行再确认，对病变表面的色调、黏膜性状进行详细阅读，对于 X 线造影检查时列举的鉴别疾病，考虑符合哪个病症，不符合哪个病症，缩小鉴别疾病范围，EUS 对病变壁内的情况、病变的回声性状态进行阅片，考虑是否符合内镜否定的鉴别疾病，是否可以进一步缩小范围。

从临床资料中，举出 1 个最可能的最终诊断，姑且列举 2 个可鉴别的疾病，明确叙述它们符合图像观察的哪一个，不符合哪一个。从观察结果来看诊断是确定的，不需要列举出鉴别诊断的情况，也可根据其诊断依据，明确地陈述排除的根据。

按照这个步骤，反复阅片，进行鉴别诊断，诊断能力将有飞跃性的提高。

参考文献

[1]多田修治，飯田三雄. 原発性，続発性アミロイドーシス. 胃と腸 38: 611–618, 2003.

[2]前畠裕司，松本主之. アミロイドーシス. 八尾恒良（監），芳野純治，小山恒男，岩下明德（編）. 胃と腸アトラス―I上部消化管，第2版. pp 310–312, 2014.

[3]大森崇史，山田日向，尾崎隼人，他. 十二指腸非乳頭部びまん性病変―消化管アミロイドーシスの十二指腸病変. 胃と腸 53: 1645–1652, 2018.

解答

① 是上皮性还是非上皮性➡多发的 SMT 样病变，仅在部分隆起顶部发现糜烂，是非上皮性病变

② 应列举的鉴别诊断➡十二指肠腺瘤、癌（十二指肠水平部）、恶性淋巴瘤（特别是滤泡性淋巴瘤）、原发性淀粉中毒

③ 最终诊断➡原发性淀粉样变性

关键词　黏膜下肿瘤样隆起性病变　低张性十二指肠 X 线造影检查　原发性淀粉中毒　超声内镜检查　上消化道内镜检查

出题　齐藤 裕辅[1]　　[1]市立旭川病院消化器病センター

十二指肠 病例 4

临床信息　男性，70多岁。既往50多岁时有胃溃疡病史。胃溃疡的既往病史在前面医院接受过定期的上消化道内镜检查（EGD）。因为在2017年实施的EGD中被指出十二指肠球部异常，所以被介绍到本科室就诊。

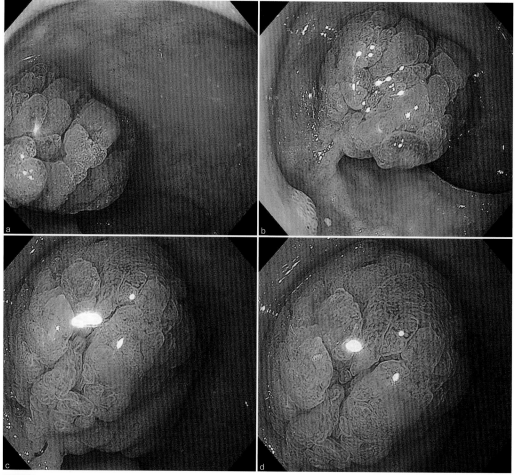

▇图1▇ 内镜像（白光）

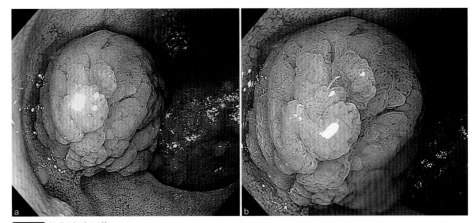

图2 靛胭脂喷洒像

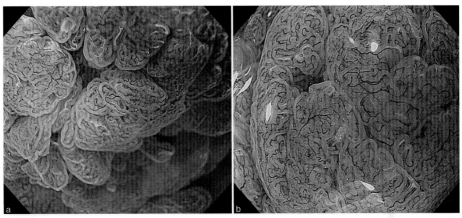

图3 NBI放大像

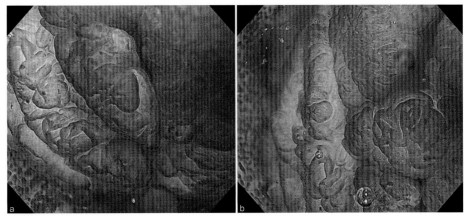

图4 结晶紫染色放大像

| 问 | 从影像学检查中①应列举的鉴别诊断和②最终诊断是什么? |

1. 诊断方法

是存在于十二指肠球部前壁的隆起性病变。从形态和部位来看，需要考虑鉴别上皮性肿瘤、异位性胃黏膜、Brunner 腺过度形成。

在内镜检查的白光观察中，发现上升到十二指肠球部前壁的陡峭的发红色调的隆起性病变，表面呈分叶状（**图 1**）。Brunner 腺过度形成的多数为无茎或亚有茎性黏膜下肿瘤（SMT）样的形态，因此是否定的。十二指肠上皮性肿瘤根据黏液性状分为肠型肿瘤、胃型肿瘤，混合型肿瘤。在本病例中，由于未发现以肠型肿瘤为特征的绒毛的白色化，所以考虑到胃型肿瘤进行鉴别诊断。通过靛胭脂喷洒像观察（**图 2**），分叶状的结构变得更加清晰，虽然在异位性胃黏膜上也有呈现结节状的表面，但很少有像本病例这样呈现重叠的分叶状的表面结构。

在 NBI（窄带成像）放大观察（**图 3**）中发现类似于胃腺窝边上皮，表面结构相对均匀，但伴有延长、蜿蜒的异常血管。但是，仅

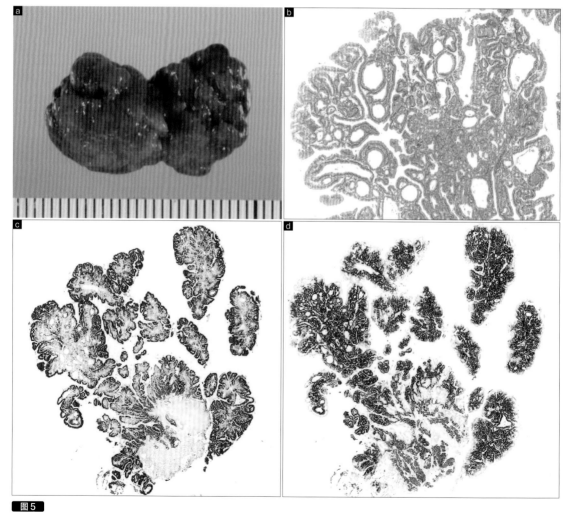

图5

a：新鲜切除标本。**b**：病理组织像（HE染色像）。**c**：MUC5AC。**d**：MUC6。

凭 NBI 放大观察来看，很难与异位性胃黏膜进行鉴别。

在结晶紫染色放大观察（**图 4**）中，不规则的松果样表面结构（松果样图案）更加清晰。除了缺乏白色化之外，松果样图案被认为是胃型肿瘤的特征之一。从以上内镜所见，最可能是胃型上皮性肿瘤（幽门腺型腺瘤）。

2. 临床经过

胃型上皮性肿瘤的诊断，实施了内镜黏膜切除术(endoscopic mucosal resection, EMR)（**图 5**）。病理组织学上认为是呈现绒毛状结构的肿瘤性病变，表层是缺乏异型的上皮，上皮下生长着异型弱扩张的肿瘤腺管（**图 5b**）。在免疫组织化学染色方面，肿瘤表层呈 MUC5AC 阳性（**图 5c**），深部呈 MUC6 阳性（**图 5d**）。MUC2，CD10，cdx-2 检测结果为阴性，在基因变异分析中结果为 KRAS 变异阳性，GNAS 变异阳性。根据以上结果，诊断为幽门腺型腺瘤。

3. 附加点

·十二指肠上皮性肿瘤的内镜诊断，在考虑黏液性状的同时进行推进诊断是很重要的。

·肠型肿瘤的特征是绒毛的白色化，胃型肿瘤多发于球部，白色化较少，呈现松果样的表面结构（松果样图案）。

4. 鉴别诊断

作为十二指肠球部的隆起性病变的鉴别诊断，可以列举出上皮性肿瘤、异位性胃黏膜，以及 Brunner 腺过度形成。它们的表层都伴随着胃化生，呈现胃小凹上皮样的表面结构，所以有时很难进行鉴别。但是，通过观察包括放大观察在内的详细表面结构，可以进行鉴别。胃型肿瘤大致分为幽门腺型肿瘤（或 Brunner 腺型肿瘤）和小凹上皮型肿瘤，但很难仅通过内镜观察来鉴别这两种肿瘤，期待今后病例的积累。

另外，有报告指出，十二指肠上皮性肿瘤中，胃型的黏液性状在组织学上恶性度高，肠型的黏液性状预后良好。因此，术前推定黏液性状在临床上也很重要。

参考文献

[1]鸟谷洋右，遠藤昌樹，赤坂理三郎，他. 十二指腸腫瘍性病変の内視鏡診断—上皮性腫瘍の診断の進め方（SNADETsについて）. 胃と腸 55: 612–620, 2020.

[2]Toya Y, Endo M, Akasaka R, et al. Clinicopathological features and magnifying chromoendoscopic findings of non-ampullary duodenal epithelial tumors. Digestion 97: 219–227, 2018.

[3]Toba T, Inoshita N, Kaise M, et al. Clinicopathological features of superficial non-ampurally duodenal epithelial tumor; gastric phenotype of histology correlates to higher malignant potency. J Gastroenterol 53: 64–70, 2018.

[4]Ushiku T, Arnason T, Fukayama M, et al. Extra-ampullary duodenal adenocarcinoma. Am J Surg Pathol 38: 1484–1493, 2014.

解答

① 应列举的鉴别诊断➡异位性胃黏膜，Brunner 腺过度形成

② 最终诊断➡胃型肿瘤（幽门腺型腺瘤）

关键词 十二指肠上皮性肿瘤 胃型肿瘤 黏液性状 白色化 松果样图案

出题 鸟谷 洋右[1]，菅井 有[2]，松本 主之[1]

[1]岩手医科大学内科学講座消化器内科消化管分野，[2]同 病理診断学講座

小肠 病例1

临床信息　　男性，50余岁。主要症状为呕吐。201X年8月开始出现饭后呕吐，并逐渐加重，11月于当地医院就诊。根据CT显示怀疑小肠上部有病变，同年12月被介绍转诊到本院住院。入院时的症状和血液检查中并未发现异常。

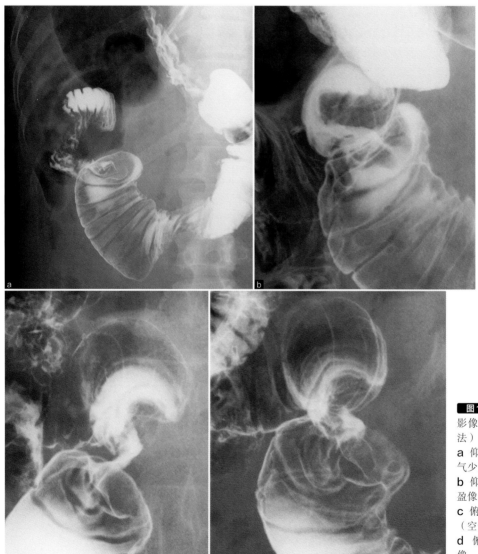

图1 小肠X线造影像（经管法：溶胶法）

a 仰卧位黏膜像（空气少量双重造影）。

b 仰卧位第一斜位充盈像。

c 俯卧位双重造影像（空气少量）。

d 俯卧位双重造影像。

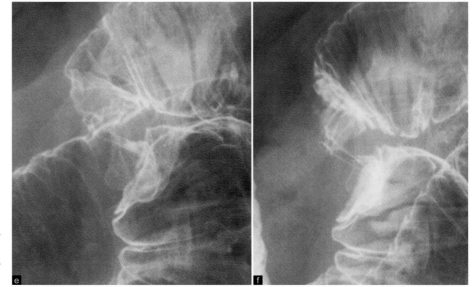

图1
e 仰卧位第二斜位双重造影像。
f 仰卧位第二斜位压迫像。

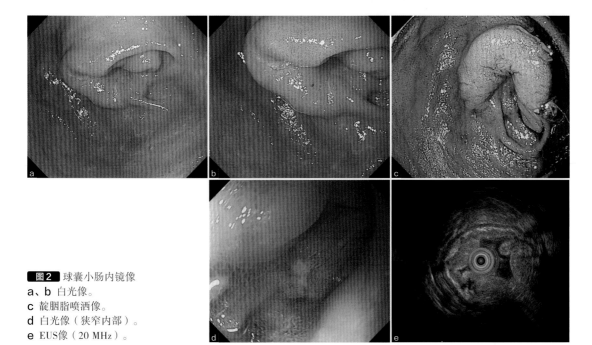

图2 球囊小肠内镜像
a、b 白光像。
c 靛胭脂喷洒像。
d 白光像（狭窄内部）。
e EUS像（20 MHz）。

问 根据影像学检查①应列举的鉴别诊断和②最终诊断是什么?

阅片的流程 / 要点

1. X线造影结果

图1为将带有球囊的溶胶放在十二指肠水平部远端侧拍摄的小肠X线造影像，在小肠上部，Treitz韧带肛侧的近端空肠中，在长轴方向上发现约25 mm的全周性狭窄像（**图1a′**），狭窄部（黄色箭头之间）的口侧（红色圆圈）和肛侧（蓝色圆圈）分别有大的透亮像，并伴有隆起成分（**图1a″、b′**）。由于两个隆起成分的存在，可认为是肿瘤性病变引起的狭窄。另外，狭窄部分即使增加空气量，也能经常性地发生两侧变形，并且口侧肠管轻度扩张，提示为伴有壁伸展不良的较硬肿瘤性病变（**图1c′~e′**）。

狭窄部两端的隆起部（红色圆圈为口侧，蓝色圆圈为肛侧）上升平缓，表面比较平滑（**图1b′~e′**），发现一部分有桥形皱襞（**图1d′**，紫色箭头），因此判断有黏膜下肿瘤（submucosal tumor，SMT）。如上所述，狭窄部分两端的隆起成分的癌迹象不明显，这与悬挑边缘（overhanging edge）不同。

狭窄处呈弯形（**图1a′、c′、d′**），铅管状，但未见明显的龛影。在狭窄内部可观察到Kerckring皱襞（**图1a′**），在压迫像可见纵行皱襞通过（**图1f′**），即提示全周性狭窄处溃疡形成不明显，至少狭窄处的大部分被接近正常的黏膜覆盖。

X线造影检查显示，狭窄部位周围的相邻肠管未发现腔外压迫。

根据以上的X线造影检查结果可以判断为肿瘤性的全周性狭窄性病变，虽然观察到SMT的情况，但没有悬挑边缘，提示为伴有壁伸展不良的硬性肿瘤，大概率怀疑为全周性发育的神经内分泌肿瘤（neuroendocrine tumor，NET）（**表1**）。作为鉴别诊断，还要考虑低度恶性淋巴瘤〔MALT（黏膜相关淋巴样组织）淋巴瘤和滤泡性淋巴瘤〕、特殊的转移性肿瘤，

但由于病变的硬度不一致和狭窄处没有发现溃疡形成，虽然不能排除其他情况，但是概率很低。因为未见到悬挑边缘，所以很难认为是原发性小肠癌（**表1**）。

2. 内镜观察

球囊小肠内镜检查发现，狭窄部位口侧有3/4周左右的SMT样隆起（**图2a~c**）。其表面有部分血管扩张像（**图2a、b**）。若洒上靛胭脂色素后，发现该部分表面有绒毛结构（**图2c**）。狭窄部内部只发现一处小糜烂，黏膜面看起来保持完好（**图2d**）。这些内镜所见与X线造影显示一致，符合NET判断结果。

实施超声内镜检查（endoscopic ultrasonography，EUS）后发现，在最深部分有浸润在第4层的低回声性肿瘤（5~6点钟方向，**图2e**）。另外，还发现了部分以第2层为主的增生，并延伸至第3层下缘（10点钟方向）。EUS的这些观察结果与NET的结果并不矛盾。

3. 外科手术标本的病理组织学结论

根据活检标本被诊断为神经内分泌肿瘤（NET G1），实施了外科切除术（小肠部分切除术）。切除后固定标本，病变为两端伴随SMT样隆起，中央部凹陷狭窄的病变（**图3a**），在切片图像中，黏膜下层为呈黄白色的边界清晰的实性肿瘤，且浆膜侧有突出改变（**图3b**）。对比显微镜图像，肿瘤细胞以黏膜下层~浆膜下层为中心增殖（**图3c**）。病变表层包括凹陷部在内被覆非肿瘤细胞和再生上皮。肿瘤细胞完全暴露在表面的只有极少数一部分。

肿瘤细胞在上皮正下方呈小胞巢状~条索状增殖（**图3d**），肿瘤细胞免疫组化CgA（**图3e**）、Syn（**图3f**）均呈阳性，Ki-67热点区域的阳性率约为5%（**图3g**），因此最终诊断为NET G2。

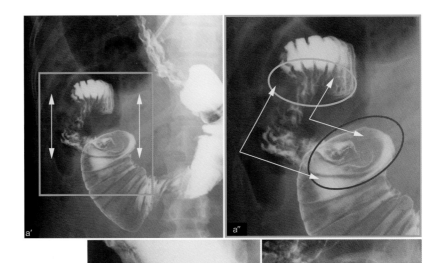

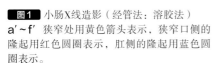
图1 小肠X线造影（经管法：溶胶法）
a'~f' 狭窄处用黄色箭头表示，狭窄口侧的
隆起用红色圆圈表示，肛侧的隆起用蓝色圆
圈表示。
a'' a'的绿框放大像。
d' 紫色箭头表示桥形皱襞。

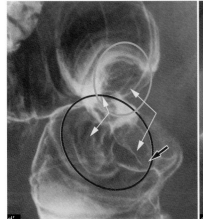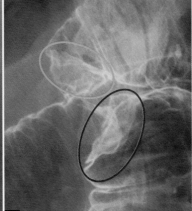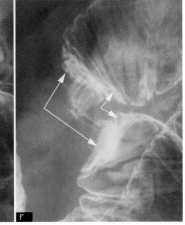

4. 小肠狭窄性病变的鉴别诊断

  小肠病变多以出血或狭窄/闭塞症状出现。
通过 CT 可以在一定程度上了解有无狭窄和狭
窄的部位，但大多数情况下无法对病变进行定

性诊断。另外，对于小肠狭窄的病例，内镜的
方法是有一定局限性的，结合 X 线造影检查对
整体情况的把握和质的诊断是有帮助的。

  发现小肠狭窄性病变时，首先应关注狭窄

表1 引起狭窄的小肠肿瘤的鉴定诊断：X线造影结果

X线造影结果	悬挑边缘	SMT 样本表现	管壁伸展不良 （口侧肠管扩张所见）	向腔外发育情况 （相邻肠管压迫表现）
原发性小肠癌	（+）	（±）	（++）	（−）
恶性淋巴瘤	（−）	（+）	（−）	（+）
转移性肿瘤	（−）	（+）	（±）	（−）
神经内分泌肿瘤（NET）	（−）	（+）	（+）	（−）
GIST	（−）	（+）	（−）	（+）

NET：神经内分泌肿瘤；GIST：胃肠道间质瘤。

（藏原晃一，他. 狭窄を来す小腸疾患の診断—X線診断の立場から. 胃と腸　51：1661-1674, 2016；藏原晃一，他. 小腸X線造影. 胃と腸　54：1254-1269, 2019より作成）

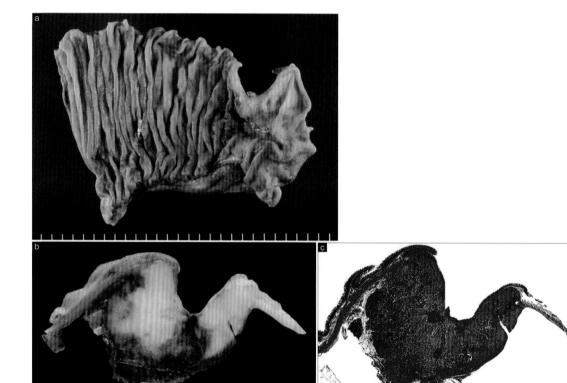

图3 切除标本和病理组织像
a 切除固定标本肉眼像。
b 切除标本剖面像。
c 切除标本组织图像。

两端有无隆起成分。如果发现明显的隆起成分，肿瘤性病变的可能性高。进一步，通过 X 线造影鉴别诊断狭窄是否为肿瘤性病变：①狭窄部两端有无悬挑边缘；②有无 SMT 样表现；③有无管壁伸展不良；④有无腔外性进展倾向等很重要（**表1**）。另外，在鉴别炎症性疾病引起的小肠狭窄时，除了有无隆起成分（①和②）外，③和④的分析也很有帮助。本例的情况，可根据**表1**的鉴别诊断来达到 NET 的诊断。

在小肠狭窄的肿瘤性病变的鉴别诊断中，

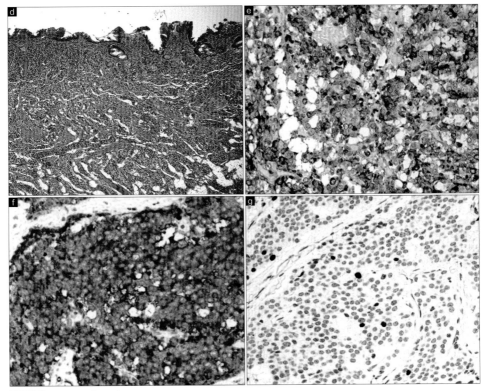

图3
d HE染色像。
e CgA阳性。
f Syn阳性。
g Ki-67 指数5%。

着眼于与典型的原发性小肠癌的不同之处，对鉴别很有益处（**表1**）。呈现全周性狭窄影像的原发性小肠癌（空肠：环状狭窄型）是典型的参考病例。经口小肠镜检查，发现伴有环堤的全周性2型进展期癌样病变（**图4a**）。X线造影像显示该病变呈现苹果核像，在病变的两端确认有悬挑边缘，并伴随着口侧肠管的扩张（**图4b**）。如展示病例所示，由原发性小肠癌引起的全周性狭窄图像，横轴方向狭窄较强，而长轴方向狭窄相对较短，其有特点的X线造影图像被称为餐巾环标识（**图4c**）。

5. 附加点：关于小肠NET

NET是发生于黏膜深层，在黏膜下层膨胀性发育而成的上皮性肿瘤，呈SMT像。一般消化道NET随着肿瘤直径增大会伴随着凹陷、糜烂、溃疡，而小肠NET的情况，如本例所示，有病例报告称，即使是全周性狭窄性病变，肿瘤也只露出管腔的一部分。另外，也存在报道了5例小肠NET但并没有合并溃疡的情况，掌握狭窄部管腔内侧的表面性状可能是鉴别的要点之一。另外，小肠NET在固有肌层浸润时，会放射状地牵引肠系膜，这一发现会反映在X线造影像和CT、血管造影像中。

致谢

在结稿之际，我向在病理组织观察方面给予指导的九州大学形态功能病理学川床慎一郎老师和国立医院机构九州医疗中心病理诊断科藤原美奈子老师表示深深的谢意。

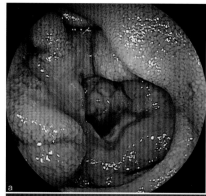
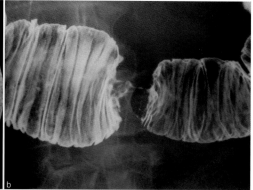
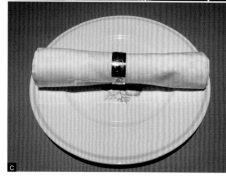

图4 原发性小肠癌

a 球囊小肠内镜像（口服法）。发现空肠伴有环堤的全周性2型进展样癌样病变。

b 小肠X线双重造影像。发现伴随口侧小肠扩张的苹果核像。病变在长轴方向上较短，呈餐巾环征。

（a，b是藏原晃一，他. 狭窄を来す小腸疾患の診断—X線診断の立場から. 胃と腸 51：1661-1674, 2016より転載）

（撮影協力：フランス料理「ル・トワ・ルージュ」，松山市）

参考文献

[1]蔵原晃一，八板弘樹，浅野光一，他. 狭窄を来す小腸疾患の診断—X線診断の立場から. 胃と腸 51：1661-1674, 2016.

[2]蔵原晃一，河内修司，川崎啓祐，他. 小腸X線造影. 胃と腸 54: 1254-1269, 2019.

[3]蔵原晃一，吉田雄一朗，和智博信，他. 小腸の腫瘍性・腫瘍様疾患—小腸粘膜下腫瘍: 粘膜下腫瘍様隆起の形態を呈する腫瘍性・腫瘍様病変. 胃と腸 54: 473-484, 2019.

[4]平川克哉，松本主之，加藤秀典，他. 中部小腸に発生したカルチノイド腫瘍の1例. 胃と腸 35: 1097-1102, 2000.

[5]二村聡，田邊寛，太田敦子，他. 小腸腫瘍の病理. 胃と腸 55: 1333-1348, 2020.

解答

① 应列举的鉴别诊断➡小肠呈全周性狭窄像的肿瘤性病变：恶性淋巴瘤、转移性肿瘤、原发性小肠癌

② 最终诊断➡小肠 NET

关键词 小肠狭窄 小肠X线 球囊小肠内镜 小肠肿瘤 管壁伸展不良所见

出题 长末 智宽[1]，藏原 晃一[2]，鸟巢 刚弘[1]

[1] 九州大学大学院医学研究院病態機能内科学，[2] 松山赤十字病院胃腸センター

小肠 病例 2

临床信息 　　男性，20余岁。主要症状为发热、腹泻。20XX年1月下旬开始发热，出现水样性腹泻。2月下旬出现40℃的发热，右下腹部疼痛，1天5～6次水样便，双侧小腿出现疼痛性结节性红斑，从而接受了下消化道内镜检查（**图1**）和腹部造影CT（**图2**）检查。**表1**为既往就诊时的血液生化检查数据。

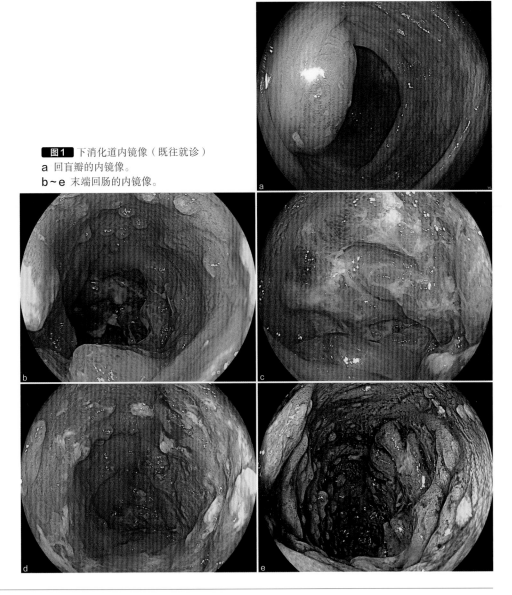

图1 下消化道内镜像（既往就诊）
a 回盲瓣的内镜像。
b～e 末端回肠的内镜像。

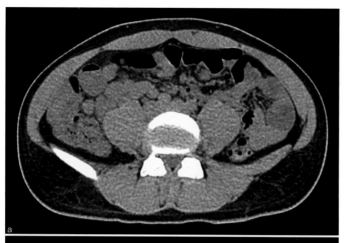

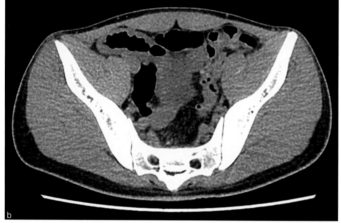

图2 腹部CT平扫（既往就诊）

表1 既往接诊时血液生化检查

血细胞计数		AST	20 U/L
WBC	$10\,300/\mu L$	ALT	22 U/L
RBC	$479 \times 10^4/\mu L$	LDH	177 U/L
Hb	14.1 g/dL	γGTP	27 U/L
Ht	41.6%	Na	141 mEq/L
Plt	$30.0 \times 10^4/\mu L$	K	4.1 mEq/L
生化学		Cl	103 mEq/L
TP	7.2 g/dL	Amy	78 U/L
Alb	3.7 g/dL	免疫学	
BUN	8.8 mg/dL	CRP	7.22 mg/dL
Cr	0.71 mg/dL		

问　根据影像学检查和血液检查①应进行的鉴别诊断和②最终诊断是什么?

1. 诊断方法

　　从本病例的影像学来看，可以确认在末端回肠中有不规则或部分纵行的多发溃疡性病变，中间黏膜有发红肿大，部分在顶部形成阿弗他样的多发淋巴滤泡和回盲瓣肿大。由于溃疡周围隆起性病变存在明显的溃疡，所以也有可能为恶性淋巴瘤等肿瘤性疾病，但结合溃疡的形态和溃疡边缘的性状，再加上临床经过以及血液生化检查的高度炎症结果，应该首先考虑为炎症性疾病。

　　在诊断小肠形成溃疡性病变的疾病时，需要关注溃疡的大小、深度、形态（类圆形、不规则、纵行、斜行、环状），多发的情况下有无偏心性，排列的规律性，中间黏膜的性状等。其中，各种各样的炎症性疾病在末端回肠均可形成病变。所以掌握内镜表现下的鉴别要点是极其重要的。

2. 鉴别诊断的思考方法

　　观察本病例的每个溃疡，可以观察到不整齐或部分呈纵行倾向的溃疡。从溃疡形态来看，

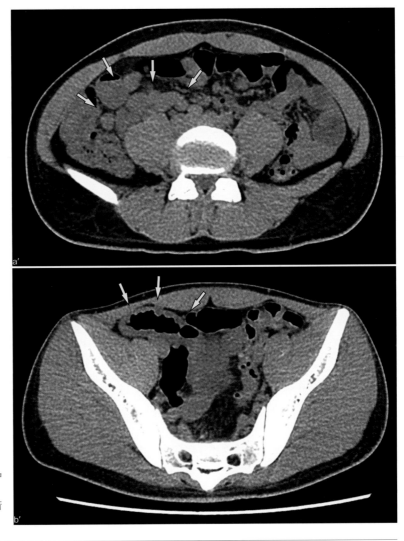

图2 腹部CT平扫（既往就诊）
a' 回盲部周围发现大量淋巴结肿大（黄色箭头）。
b' 末端回肠壁肥厚（黄色箭头）。

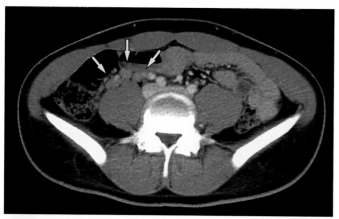

图3 腹部造影CT像。回盲部周围淋巴结肿大减轻（黄色箭头）

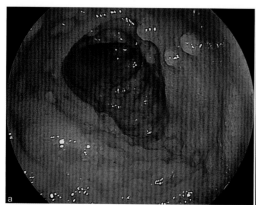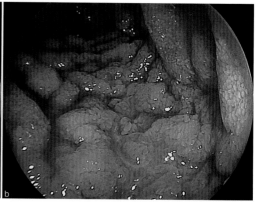

图4 经肛门双球囊内镜像。回肠末端

呈 UL-Ⅰ到 UL-Ⅱ浅带状溃疡，以斜行的溃疡为特征的非特异性多发性小肠溃疡症和以环状溃疡为特征的肠结核是可以排除的。以 IgA 血管炎为代表的小动脉血管炎引起的小肠病变也有环状倾向。肠管 Behcet 病的特征是类圆形的深凿样溃疡，但也有形成不规则溃疡的情况，因此不能仅从溃疡形态进行排除。在小肠形成纵行溃疡的疾病中，Crohn 病和缺血性小肠炎是具有代表性的，缺血性小肠炎多为区域性的全周性溃疡。其他可能形成不规则溃疡或纵行溃疡的疾病，包括巨细胞病毒（cytomegalovirus，CMV）肠炎、耶尔森氏菌肠炎、伤寒、副伤寒等肠道感染，非甾体抗炎药（nonsteroidal anti-inflammatory drugs，NSAIDs）引起的小肠炎等。

作为接下来的鉴别重点，应着眼于多发溃疡性病变的分布性和排列的规律性。也就是说，肠道 Behcet 病在肠系膜附着的对侧，Crohn 病在肠系膜附着的同侧优先形成病变等。本病例未见溃疡性病变的分布性，从肠管病变分布性的观点来看，肠管 Behcet 病和 Crohn 病都不符合。另外，在中间黏膜上，淋巴滤泡多发并伴有阿弗他形成，回盲瓣肿大，腹部 CT 显示回盲部周围淋巴结高度肿大。肠管 Behcet 病和 Crohn 病有时会伴随回盲部周围淋巴结肿大，但不会像本病例一样出现高度淋巴结肿大。通过上述内镜和腹部 CT 数据结果可考虑为耶尔森（氏）菌肠炎。CMV 肠炎和 NSAIDs 引起的小肠炎、伤寒、副伤寒在 C7-HRP 及活检组织的免疫组化学染色、服药史、海外旅行史等检查中除外。

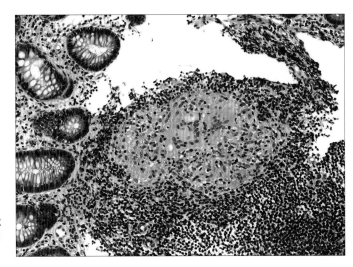

图5 回肠末端的活检病理组织像（HE染色，×100）。发现非干酪性上皮样肉芽肿

3. 临床经过

患者在之前的就诊中开始服用氨基水杨酸制剂，为了进一步详细检查，3月中旬被介绍到本院接受治疗。在本院就诊时，尽管腹部症状轻度残存，但发热及两侧小腿的疼痛性结节性红斑消失。腹部造影CT显示回盲部周围淋巴结肿大随着残留的红斑减轻了（**图3**），本院初诊时的血液检查炎症结果转化为阴性。小肠胶囊内镜检查显示，回肠末端有水肿状变化和糜烂残留，但口侧小肠未发现黏膜病变。经肛门的双球囊内镜检查，也是以回肠末端的肠系膜附着对侧为中心，残留有些许水肿状的发红色调黏膜糜烂（**图4**）。活检发现除了黏膜固有层的水肿和淋巴细胞、浆细胞浸润之外，还确认了非干酪性上皮样肉芽肿（**图5**）。至发病开始之日已经过去了约一个半月，测定了血清耶尔森氏菌（elsenia）抗体的结果，对假结核耶尔森氏菌血清群4组的抗体效价上升了160倍，最终确诊为elsenia（耶尔森氏菌）肠炎。

4. 附加点

除了Crohn病以外，还需要注意可能形成回肠末端的溃疡性病变，并伴有非干酪性上皮细胞肉芽肿。

致谢

向测定血清耶尔森氏菌抗体值的冈山县环境保健中心细菌科中岛洋先生深表感谢。

参考文献
[1]大川清孝，青木哲哉，上田涉，他．肉芽腫を認める下部消化管疾患．胃と腸 51: 1431–1440, 2016.
[2]垂水研一，鈴木建夫，塩谷昭子．大腸疾患アトラスupdate—エルシニア腸炎．消内視鏡 32: 138–139, 2020.

解答	① 应列举的鉴别诊断➡Crohn病、肠管Behçet病、肠结核、非特异性多发性小肠溃疡症、CMV肠炎、伤寒、副伤寒、NSAIDs引起的小肠炎、血管炎综合征、缺血性小肠炎等
	② 最终诊断➡耶尔森氏菌肠炎

关键词	小肠炎　结节性红斑　非干酪性上皮细胞肉芽肿　纵行倾向的溃疡　淋巴结肿大

出题 江崎 幹宏[1]，武富 启展，芥川 刚至[1-2]

[1]佐賀大学医学部内科学講座消化器内科，[2]同　病因病態科学講座臨床病態病理学

小肠 病例3

临床信息
    男性，40余岁。主要症状为软便、暗红便，腹部有沉闷感。曾经有哮喘，高脂血症病史。20XX年因有上述症状，就近就诊，接受了上下消化道内镜检查，均未发现异常，遂进行定期观察。之后也继续出现了同样的症状，由于贫血状况急剧恶化，为了进行详细检查，而被介绍到本院治疗。住院时血液检查结果显示，RBC 284 万/μL Hb 8.7 g/dL，Hct 24.8%，为正细胞正色素性贫血，但WBC 8500/μL，CRP 0.12 mg/dL，没有炎症反应。在骨盆部造影CT中，发现肠系膜淋巴结轻度肿大。住院后，为了检查小肠，实施了双球囊内镜检查，发现下空肠～上回肠有病变。

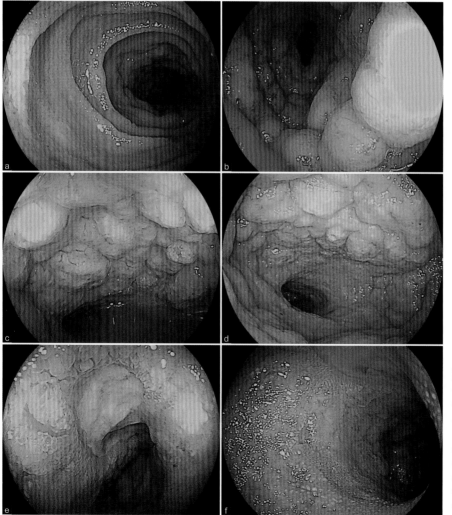

图1 双球囊内镜检查（口服法）的常规内镜像
a 远景像。
b 病变边缘，结节部。
c 结节部表面。
d 病变边缘到中央部。
e 病变中央，溃疡。
f 病变中央，溃疡、狭窄部。

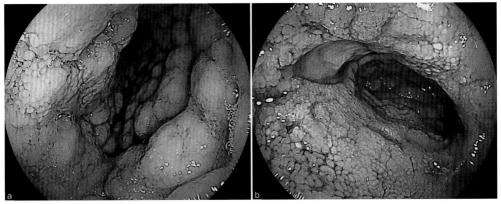

图2 双球囊内镜检查（经口）的靛胭脂喷洒像

a 病变边缘，结节部。

b 病变中央，溃疡、狭窄部。

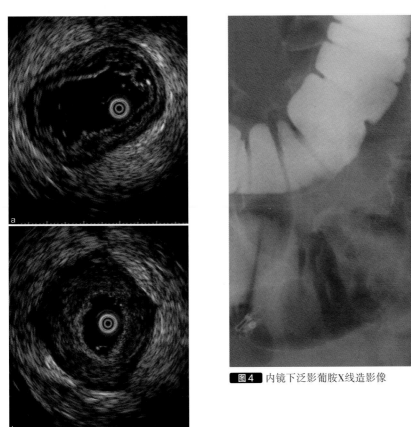

图3 EUS像（细径探针12 MHz）

a 病变边缘，结节部。

b 病变中央，溃疡、狭窄部。

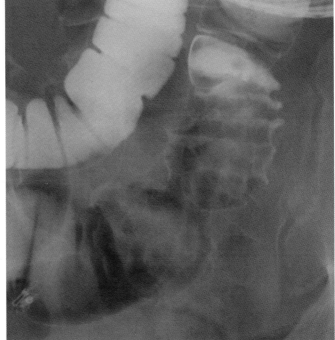

图4 内镜下泛影葡胺X线造影像

问　根据影像学检查①应进行的鉴别诊断和②最终诊断（如果是肿瘤的话，其组织学类型）是什么？

1. 诊断方法

患者入院后，实施的双球囊内镜检查中，发现下空肠～上回肠有长轴超过 10 cm 的全周性隆起性病变。病变的边缘发现了大型簇状结节隆起，该结节隆起的表层被正常黏膜覆盖（**图1a、b**）。另外，在结节表面发现了一部分通常看不到的扩张血管（**图1c**）。而且，在病变的中央部，结节呈现愈合倾向（**图1d**），在肠道内腔狭窄的同时，也可见附着白苔的溃疡（**图1e、f**）。溃疡的边缘尖锐，边缘上皮未见明显的不规则。另外，病变的中央部位虽然略显稍窄，但内镜很容易通过，空气充盈后，边缘的隆起成分略显平缓、模糊，病变比较软。在靛胭脂喷洒像中，发现病变的表面绒毛低平化，伴随轻度不一致的粗大化，但是，可以认为基本结构是正常黏膜的覆盖（**图2**）。在该病变的超声内镜检查（EUS）中，边缘的结节隆起是以第 2～3 层为中心的均匀低回声区域（**图3a**），但中央的管壁结构略不清晰，几乎呈相同的低回声管壁肥厚像（**图3b**）。同时实施

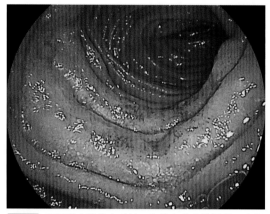

图5 双气囊内镜检查（经口）的白光内镜图像。空肠上部病变（与**图1**不同的病变）

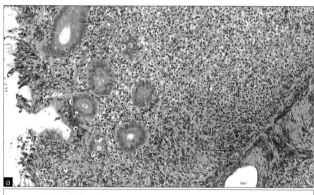

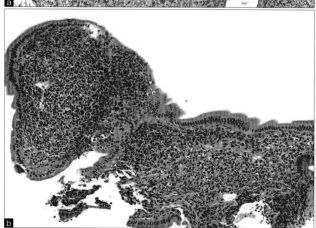

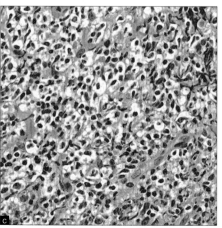

图6 活检病理组织像（HE染色）
a 病变中央弱放大像。
b 病变边缘，结节部弱放大像。
c 病变中央强放大像。

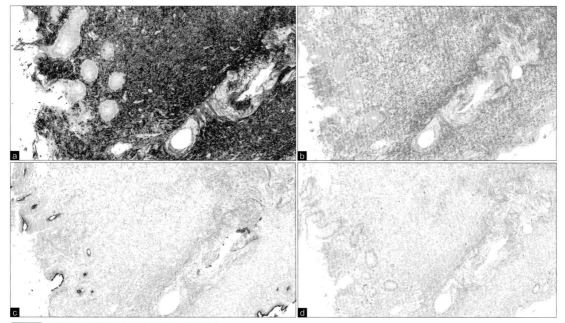

图7 活检病理组织像（免疫组织化学染色）
a CD79a（+）。
b Bcl-2（+）。
c CD10（−）。
d cyclin D1（−）。

的内镜下泛影葡胺（Gast Log laffin）X 线造影检查显示，该病变也相对保持着伸展性，未发现口侧肠管的扩张（**图4**）。

综上所述，怀疑是上皮性肿瘤的依据不足，首先考虑的是恶性淋巴瘤、淋巴管瘤、血管瘤等非上皮性肿瘤。其他的鉴别诊断有：呈现局部性、区域性的缺血性疾病（缺血性小肠炎）和显示跳跃性病变的炎症性变化（Crohn 病，本病例与铺路石样外观的鉴别）、代谢/变性疾病［AL（淀粉样轻链）型淀粉性疾病］等非肿瘤性疾病。但是，作为从边缘到中央变化逐渐增加的局部性病变的非肿瘤性疾病并不具有典型性。

在本病例中，隆起的色调与周围的色调相同，与典型的有透明感的淋巴管瘤和青铜色～紫色的血管瘤不同。边缘的结节状病变上升相对急速，可以设想病灶位于黏膜下层的较浅层周围区域。另外，结节状病变厚度稍大的

部位的表面绒毛平缓，密度也稍稀疏，一部分在结节状病变的表面上会出现上皮下的血管扩张，这表明肿瘤也存在于黏膜固有层中。除此之外，病变边缘的结节状变化向中央逐渐模糊化，形成溃疡并呈现狭窄，作为淋巴管瘤和血管瘤都是非典型的。

另外，在 EUS 的观察结果中，以边缘隆起的第 2～3 层均匀低回声为主的区域，以黏膜固有层～黏膜下层为主体，形成溃疡中央部的壁结构不清晰，几乎呈相同的低回声壁肥厚，可以认为病变也波及肌层以深。由于本病例病变的回声水平相当低，几乎相同，从病理组织学的角度来看，可以推测出是由相同成分构成的。在肿瘤鉴定中，淋巴管瘤的回声像显示出主要出现在第 2～3 层的均一无回声区域中的有隔膜的病变，血管瘤同样也会在第 2～3 层的低回声区域和高回声区域的混合区域多发。综上，内镜、EUS 和泛影葡胺 X 线造影观察结

果都一致鉴别为恶性淋巴瘤。

2. 临床经过

在第2次住院时实施的经口双球囊内镜检查发现，在该病变部50 cm口侧的空肠上部有轻度肠壁水肿、肥厚、糜烂现象（**图5**）。

在主要病变及其他病变的活检病理组织学检查中，单核细胞样B细胞的异型淋巴细胞浸润到黏膜固有层~下层，一部分被认为是LEL（淋巴上皮病变）（**图6**）。在免疫组织化学染色中，CD79a（+）、Bcl1-2（+）、CD10（−）、CD20（+）、细胞周期蛋白D1（−），被诊断为MALT（黏膜相关淋巴组织结外边缘区）淋巴瘤（**图7**）。

此后本院也追加了上消化道内镜检查（esophagogastroduo denoscopy，EGD），H.pylori（幽门螺杆菌）未感染，未观察到萎缩性变化，但发现了单发的胃角部大弯侧褪色调的浅凹陷区域。该病变表面结构轻度不清，具有轻微的异型扩张血管，在活检中，组织结果与小肠一样，诊断为MALT淋巴瘤。

根据以上数据结果，确诊为小肠原发性恶性淋巴瘤（MALT淋巴瘤），实施PET-CT（正电子发射断层扫描）。在右侧腹部小肠内发现了SUV（标准摄取值）max 9.6的聚集，但未发现其他脏器及明显的淋巴结聚集。

之后，转诊到了其他医院血液内科，活检标本上的基因学检查结果最终也被诊断为t（11；18）（q21；q21）易位阳性，被诊断为API-MALT1阳性的MALT淋巴瘤。从单独使用利妥昔单抗开始治疗，通过临床症状以及定期观察的PET-CT也确认了治疗有效性，目前正在继续治疗中。

3. 解说——组织型推测的方法

即使是MALT淋巴瘤，如果转化为弥漫性大B细胞淋巴瘤（diffuse large B-cell lymphoma，DLBCL），形态也会更加隆起，溃疡会进一步明显。在本病例的中心部位的活检中，虽然没有发现DLBCL的结果，但是从EUS和内镜的结果来看，不能完全否定其可能性。

而且，今后还需要慎重观察治疗过程。

如上所述，通过内镜结果已经诊断为恶性淋巴瘤，接下来再考虑一下恶性淋巴瘤的组织型。

肠道淋巴瘤的肉眼型分类虽然还没有统一，但中村将其分为隆起型、溃疡型（狭窄、非狭窄、动脉瘤型）、MLP（多发性淋巴瘤性息肉病）型、弥漫型和混合型，并报告了肉眼型和组织型之间的关联。

其中，DLBCL、MALT淋巴瘤为溃疡型或隆起型，而滤泡性淋巴瘤为MLP型或隆起型，套细胞淋巴瘤（MCL）为MLP型，Burkitt瘤为隆起型和溃疡型的频率较高，NK/T细胞淋巴瘤多为弥漫型和溃疡型。

本病例的内镜观察结果很丰富，被归类为混合型，病变边缘的结节样隆起的聚集也被视为MLP。呈现这种改变的组织型主要有MCL、滤泡性淋巴瘤、频率较低的MALT淋巴瘤。但是，其结节的大小、形态、性状有所不同，特征与病理组织像相似。

滤泡性淋巴瘤是由滤泡生发中心B细胞产生的肿瘤，MCL来自其外侧的套区，MALT淋巴瘤是由黏膜相关淋巴组织中更外侧的边缘区B细胞产生的。在小肠内肿瘤的发展方式为，滤泡性淋巴瘤多见浸润至小肠绒毛末端，与MCL、MALT淋巴瘤不同。另外，在肿瘤细胞的结节形态上，MCL的轮廓也比较模糊，而MALT淋巴瘤则从滤泡边缘开始向滤泡间区域广泛浸润。

从反映该病理组织像的内镜结果来看，滤泡性淋巴瘤的初期病变呈现稍微有透明感的白色~白浊、肿大且不整齐的颗粒状~微小结节（通常为数个绒毛大小）。另外，向表层的变化容易出现在绒毛水平上皮下方，表现为颗粒和小结节隆起明显。而MCL的结节大小与滤泡性淋巴瘤相比稍大一些。因为MALT淋巴瘤在滤泡间区发展，形成更加模糊的结节，因此较滤泡性淋巴瘤和MCL、MLP类型的形态少，表现为结节聚集、融合、黏膜水肿和皱襞肥厚，或者，在 LEL（淋巴上皮病变）中，黏膜固有层的腺管被破坏时容易出现糜烂、溃疡。从这些方面来看，本病例最接近 MALT 淋巴瘤的形态。

以上，以肠管淋巴瘤的组织型的鉴别为中心进行了叙述，如果病变的形成不是初期病变的话，推测有一定难度，所以对于小病变应认真评估。另外，在增加了体积的病变中，认真分析肿瘤量少的边缘是很重要的。特别是怀疑为恶性淋巴瘤的时候，需要详细观察包括被认为是正常的黏膜及其附近。

最后想再次强调的是，在内镜诊断中，将所看到的认认真真地挑选出来，构建组织学图像，会得到更正确的诊断。

参考文献

[1]Nakamura S, Matsumoto T. Gastrointestinal lymphomas: recent advances in diagnosis and treatment. Digestion 87: 182–188, 2013.

[2]梁井俊一，中村昌太郎，川崎啓祐，他. 小腸腫瘍性病変の内視鏡診断—リンパ増殖性疾患の診断. 胃と腸 55: 637–645, 2020.

[3]二村聡. 消化管リンパ腫の病理診断—基本的な事項を中心に. 胃と腸 49: 574–580, 2014.

解答

① 应进行的鉴别诊断➡非上皮性肿瘤性疾病：恶性淋巴瘤、淋巴管瘤、血管瘤。非肿瘤性疾病：缺血性小肠炎、Crohn 病、淀粉样变性等

② 最终诊断➡ MALT 淋巴瘤

关键词　小肠　淋巴瘤　肉眼型　MALT 淋巴瘤

出题　松田 知己 [1]，名和田 义高，远藤 希之 [2]

[1] 仙台厚生病院消化器内科，[2] 同　病理诊断・临床检查科

大肠 病例1

临床信息 男性，60余岁，无特别症状。20XX年，在大肠癌检查中被查出大便潜血阳性，在附近的医院接受了肠镜检查，结果发现直肠有息肉，为了详细检查，被介绍到本科室接受了检查。当天进行了大肠内镜检查和灌肠X线造影检查。

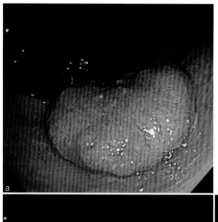

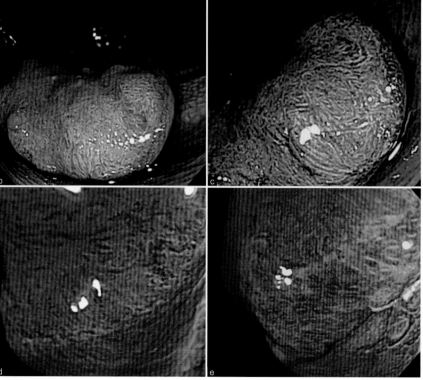

图1
a 白光像。
b 靛胭脂喷洒像。
c NBI放大像。
d 结晶紫染色放大内镜像。
e 结晶紫染色放大内镜像。

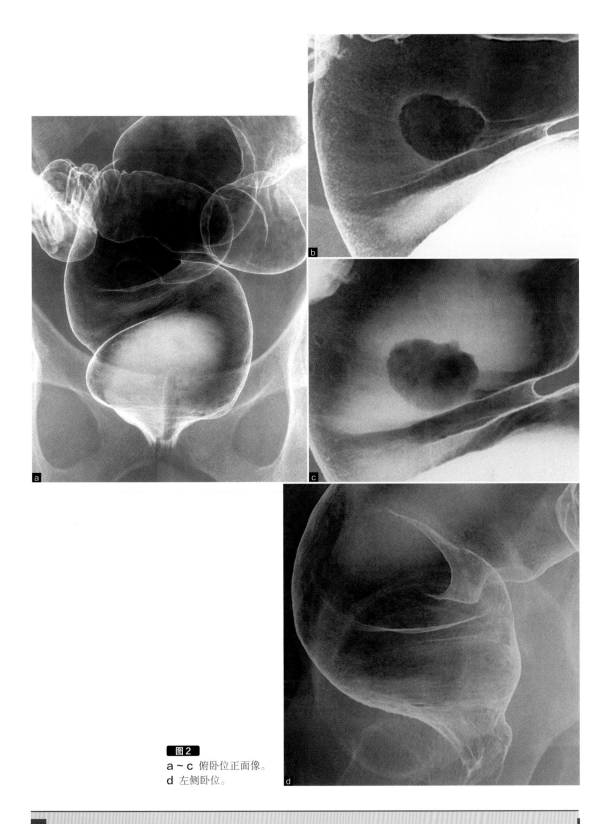

图2
a～c 俯卧位正面像。
d 左侧卧位。

问 根据影像学检查，①浸润深度及②治疗方针是什么？

1. 诊断方法

直肠病变是发生在直肠的大小约 20 mm 的隆起性病变。直肠病变如果在选择外科手术的情况下，术后排便感觉和排便习惯也会发生变化，因此选择内镜治疗还是从一开始就选择外科手术治疗，必须更加慎重地判断。

反转内镜的白光观察（**图 1a**）发现，直肠上部（Ra）有大小约 20 mm 的 0-Ⅱa 型病变。与日常中遇到的发红色调分叶状的绒毛状腺瘤不同，虽然颜色稍有褪色，伴有凹凸不平不整，但没有明显的溃疡形成。但是，中央部分相对呈微凹陷状并伴有白苔。另外，在隆起的边缘处发现了发红色调的黏膜边缘。在靛胭脂喷洒像（**图 1b**）中，虽然发现表面有不完整的绒毛状腺管结构，但未发现无结构领域。可以观察到边缘的发红黏膜是非肿瘤性上皮，

与肿瘤部分的边界形成了落差。在 NBI（窄带成像）观察（**图 1c**）中，诊断出病变整体属于 JNET（日本 NBI 专家团队）分类的 Type 2B。在结晶紫染色的放大内镜像（**图 1d、e**）中，隆起的抬举部在工藤·鹤田分类的 Ⅱ 型中增生形成，内部从轻度Ⅵ型到中央部呈Ⅵ型高度不齐。综上所述，内镜诊断为 0-Ⅱa+Ⅱc，浸润深度 cT1b，肿瘤直径 20 mm。但是，由于直肠上部存在病变，考虑到术后生活质量（quality of life，QOL），保留选择内镜治疗的可能，进行了灌肠 X 线造影检查。在俯卧位正面像（**图 2a**）中，在直肠的前壁上画出了尺寸为 20 mm 的透亮像。而且，一边用钡清洗病变部，一边改变钡附着的程度。另外，在周围留下钡剂，如果详细描绘隆起的高度和表面性状，会看到隆起表面有淡淡的阴影斑，也因此在较浅较宽

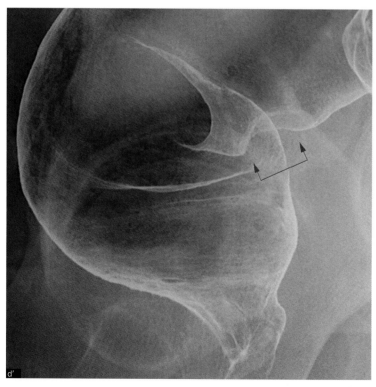

d′

图2
d′ 灌肠X线造影左侧卧位像。

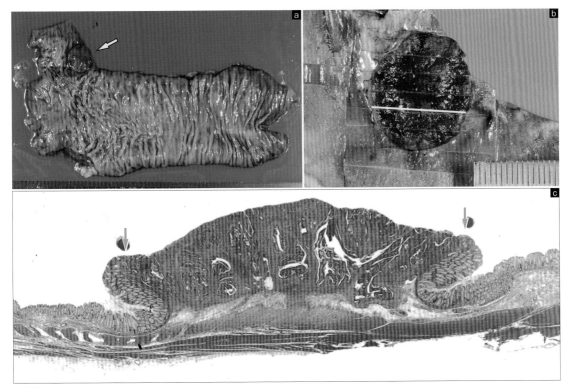

图3

a 新鲜切除标本。在Ra上发现了大小为22 mm×19 mm×4 mm的平板状的隆起性病变（黄色箭头）。

b 新鲜切除标本。

c 病理组织像（放大像，b的黄线部分）。蓝色箭头代表病变的范围。无卵巢腺瘤的高分化型管状腺瘤。Ra，Type 0-Ⅱa+Ⅱc，tub1>tub2>por，22 mm×19 mm×4 mm，INFα，pT1b（SM 4,350 μm），Ly1，V2，pN1（1／15）。

的凹陷（**图2b**）及其内部发现了小结节状的凹凸（**图2c**）。在左侧卧位像中，由于在病变较宽的范围内发现了接近梯形的凹陷变形，在病变的大范围内，确认了怀疑浸润到SM层深部或浸润到一部分肌层的变形（**图2d′**，红色箭头）。根据以上诊断，Ra中存在0-Ⅱa，20 mm，浸润深度T1b（SM）~T2（MP），从一开始便选择了外科手术。另外，通过左侧卧位像，可以向外科医生提供从肛门到病变的正确距离信息。

2.临床经历

在腹腔镜下大肠切除术的新鲜切除标本中，在Ra上发现了大小为22 mm×19 mm×4 mm的平板状隆起性病变（**图3a**，黄色箭头）。与内镜结果和灌肠X线造影结果相同，表面凹凸不平，病变边缘的隆起为非肿瘤性上皮，发现边界处有落差凹陷，肉眼诊断为0-Ⅱa+Ⅱc（**图3b**）。

在病理组织像中，肿瘤表面小型异型腺管密集增殖，大型异型腺管混合其中，部分区见糜烂继发的肉芽组织（**图3c**）。整体上以高分化管状腺癌为主体，浸润了有治愈倾向的异型腺管和小型异型腺管，其中还混杂着中分化型管状腺癌和低分化型腺癌。癌浸润至黏膜下层深层，并可见肿瘤出芽（Grade 2）。由于癌的浸润，黏膜肌层受损毁消失，测量肿瘤黏膜下层浸润深度（在本例中为肿瘤厚度，即从肿瘤表面测量至浸润最深处的距离）为4350 μm。发现轻度淋巴管侵犯及中度静脉侵犯，转移至肠周淋巴结。最终病理组织诊断为直肠高分化型管状腺癌。Ra，Type 0-Ⅱa+Ⅱc，22 mm×19 mm×4 mm，pT1b（SM

4350 μm）, Ly1, V2, pN1（1/15）, tub1 > tub2 > por, INFα。

3. 如何选择治疗方法

对于直肠早期大肠癌的治疗方法选择，由于外科手术后的排便习惯和 QOL 与内镜治疗相比有很大的不同，因此术前的浸润深度诊断需要特别慎重。本病例在内镜诊断中诊断为深度 pT1b，但由于病变存在于 Ra 中，因此需要先进行内镜治疗，根据病理组织诊断的结果进行追加外科手术的可能也存在，因此实施了灌肠 X 线造影检查。灌肠 X 线造影检查中，发现左侧卧位从肛门部到病变的正确距离，以及病变的侧面到病变广泛范围内接近梯形的深凹陷，因此可以否定先进行内镜治疗的可能性，可以

在和医生充分沟通后同意选择外科治疗。从病理组织诊断的结果来看，确认了淋巴管侵犯、静脉侵犯和淋巴结转移的情况，选择此治疗方法是正确的。手术后排便次数很多，需要逐渐习惯，术后第 2 年，每日排便次数便会与术前基本相同。在 5 年间的预后调查中可以确认患者生命维持情况。

参考文献

[1]Sano Y, Tanaka S, Kudo SE, et al. Narrow–band imaging （NBI）magnifying endoscopic classification of colorectal tumors proposed by the Japan NBI Expert Team. Dig Endosc 28: 526–533, 2016.
[2]山野泰穂. 工藤・鶴田分類. 胃と腸 54: 672–673, 2019.
[3]斉藤裕輔. 牛尾・丸山の分類—注腸X線検査の側面変形について. 胃と腸 54: 664–666, 2019.

解答	① 浸润深度➡ T1b（SM）~ T2（MP）
	② 治疗方针➡外科肠切除术

关键词 直肠上部　灌肠 X 线造影检查　内镜治疗　浸润深度诊断　侧面变形

出题　入口 阳介 [1]　　[1] 東京都がん検診センター消化器内科

大肠 病例 2

临床信息

男性，50余岁。大便潜血阳性，接受了附近医疗机构的检查，在大肠内镜检查中发现横结肠有病变。为了明确诊断到本科室就诊，进行了灌肠X线造影检查、大肠内镜检查、放大内镜检查、超声内镜检查（EUS）。

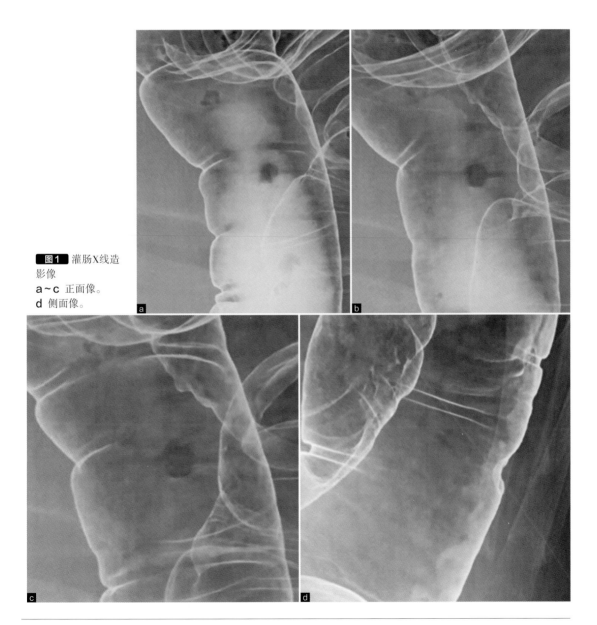

图1 灌肠X线造影像
a~c 正面像。
d 侧面像。

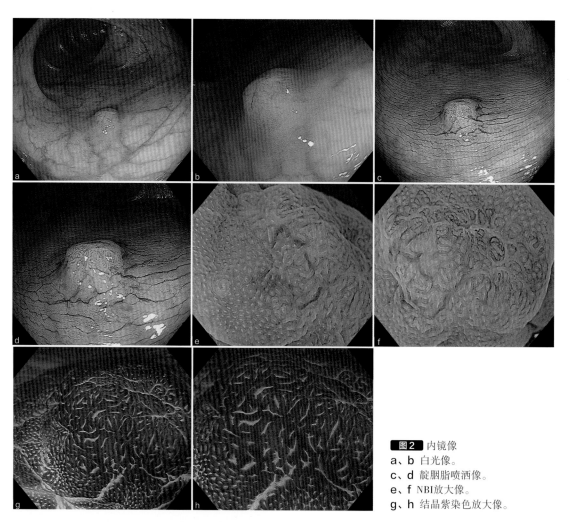

图2 内镜像
a、b 白光像。
c、d 靛胭脂喷洒像。
e、f NBI放大像。
g、h 结晶紫染色放大像。

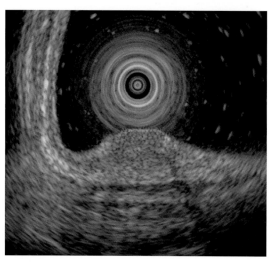

图3 EUS像

阅片的流程／要点

1. 诊断方法

灌肠 X 线造影显示，在横结肠发现 10 mm 大的透亮像，可以看出是隆起性病变（**图 1**）。即使用很厚的钡剂造影，钡斑仍无法确认，因此可以认为是有一定高度，没有凹陷和溃疡的病变。另外，由于伴有桥形皱襞，侧面像上升平缓，故可看出为黏膜下肿瘤（submucosal tumor，SMT）。

常规内镜的观察结果是平缓上升的隆起性病变，顶部稍有褪色，有几处凹陷（**图 2a，b**），但由于这种普通观察是在空气充盈的情况下进行的，所以很难识别桥形皱襞。另外，可以识别隆起表面有扩张的血管，虽然在靛胭脂喷洒像顶部可以看到少许色素的堆积，但是被认为是无名沟（**图 2c，d**）。根据以上可以诊断为 SMT。在 NBI（窄带成像）放大观察中，隆起的基底部可以识别出较粗的血管，但是在顶部

有明显的细小的血管结构（**图 2e，f**）。另外，通过 NBI 及结晶紫染色下的放大观察着眼于表面微结构，可以发现隆起部分比非隆起部分更具有拉伸性的表面微结构，但没有不规则现象（**图 2g、h**）。

由于 EUS 被认为是存在于第 2 层的均一低回声性肿瘤，并且第 3 层下缘被保持，所以被认为是从黏膜固有层到黏膜下层的局部肿瘤（**图 3**）。

综上所述，是位于横结肠的 10 mm 大的 SMT 样隆起，鉴别诊断包括颗粒细胞瘤、神经内分泌肿瘤、平滑肌瘤等疾病。

2. 临床经历

以诊断治疗为目的实施了 Hybrid ESD（内镜下黏膜剥离术）（**图 4a**）。在病理组织学上，从黏膜固有层到黏膜下层表层，由核异型弱的小型核和嗜酸性细胞质组成的圆形～多角

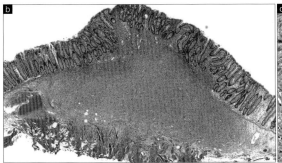
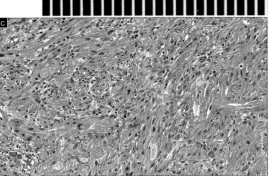

图 4
a 固定标本。
b HE 染色弱放大像（a 的蓝线部分）。
c HE 染色强放大像（a 的蓝线部分）。

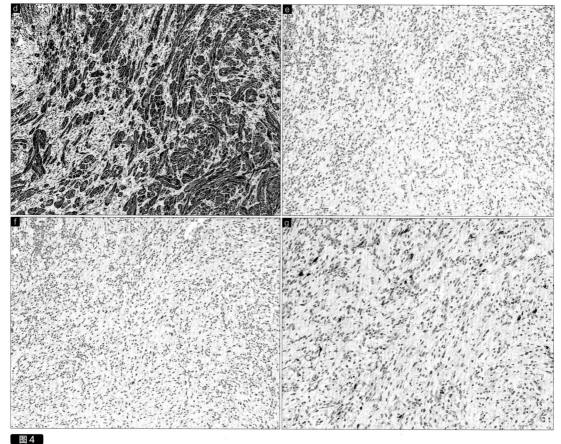

图4

d～g 免疫组织化学染色像。d：S-100蛋白；e：Desmin；f：CgA；g：CD117。

形的肿瘤细胞呈胞巢状增殖（**图4b、c**）。免疫组织化学方面，Vimentin 阳性，S-100 阳性，Desmin 阴性，SMA 阴性，CgA 阴性，CD117 阴性，Syn 阴性，Ki-76 指数为 3.3%（**图4d**）。根据上述内容诊断为颗粒细胞瘤。

3. 附加点

· 颗粒细胞瘤是在皮肤等全身脏器中可见的肿瘤，其中 5% ～ 10% 发生在消化道。是由施万细胞产生的，免疫组织化学观察结果为 S-100 蛋白阳性。食管的颗粒细胞瘤呈现大臼齿状的形态，而大肠则呈凹陷、溃疡缺失的梯形～半球状平滑的 SMT。

· 神经内分泌肿瘤也会像 SMT 一样发育，随着肿瘤的发育，会出现凹陷和上皮的菲薄化，肿瘤顶部的上皮构造（pit 构造）会变得稀疏。

· 平滑肌瘤如果是来自固有肌层，则向壁外或壁内外发育，如果来自黏膜肌层，则呈现向腔内隆起的 SMT 形态。

· 对上述病变使用 EUS，可以推定病变的主体和内部结构。神经内分泌肿瘤，由于胞巢状结构，肿瘤的边界有时会呈现凹凸不平。但是，鉴别颗粒细胞瘤和来自黏膜肌层的平滑肌瘤并不容易。

4. 鉴别诊断的思考

本病例是来自黏膜固有层或黏膜下层上层的肿瘤，如前所述，可诊断为颗粒细胞瘤、神经内分泌肿瘤、平滑肌瘤。神经内分泌肿瘤和平滑肌瘤的好发部位是大肠远端，而颗粒细胞瘤多见于大肠右侧。但颗粒细胞瘤和神经内分泌肿瘤多发。

作为上述疾病以外的罕见疾病，也可以鉴别为神经鞘瘤、神经纤维瘤、神经节细胞瘤等神经源性肿瘤。另外，如果在同样的 SMT 多发的情况下，则需要考虑神经纤维瘤、多发性内分泌肿瘤等以遗传因素为背景的罕见病理。

参考文献

[1]河野敦子，伊藤裕啓，谷野朋子，他. 大腸顆粒細胞腫の頻度—大腸カルチノイド腫瘍との比較. Gastroenterol Endosc 52: 2967–2973, 2010.

[2]大木亜津子，正木忠彦，松岡弘芳，他. 大腸多発顆粒細胞腫の1例. 日本大腸肛門病会誌 58: 39–43, 2005.

解答	
① 应进行的鉴别诊断➡颗粒细胞瘤、神经内分泌肿瘤、平滑肌瘤	
② 最终诊断➡颗粒细胞瘤	

关键词　　黏膜下肿瘤　颗粒细胞瘤　神经内分泌肿瘤　平滑肌瘤

出题　梁井 俊一 [1]，菅井 有 [2]，松本 主之 [1]

[1] 岩手医科大学内科学講座消化器内科消化管分野，[2] 同　病理診断学講座

大肠 病例3

临床信息

女性，23岁。既往病史：两次剖宫产。现病史：大约1个月前开始出现软便、黏血便，排便次数逐渐增加，一天腹泻数次。另外，有时也会感觉到腹痛。查体：身高151 cm，体重50 kg，体温37.2 ℃。腹部检查结果：无异常。临床检查结果：WBC 7900/μL，RBC 494 万/μL，Hb 13.1 g/dL，Ht 40.5%，Plt 29.5 万/μL，TP 7.7 g/dL，Alb 4.3 g/dL，肝肾功能/电解质：无异常。CRP 1.23 mg/dL，粪便细菌培养：病原菌（−），粪便中CD毒素（−）。内镜检查所见：在没有进行任何预处理的情况下，进行了乙状结肠以内的内镜检查，在15 cm的范围内出现了病变（**图1**）。活检病理组织学发现：在直肠黏膜活检中，黏膜固有层全层都能看到高度的浆细胞和中性粒细胞的浸润，也能看到隐窝炎。上皮糜烂的同时，腺管也出现了轻度的排列异常，但杯细胞保持完好（**图2**）。

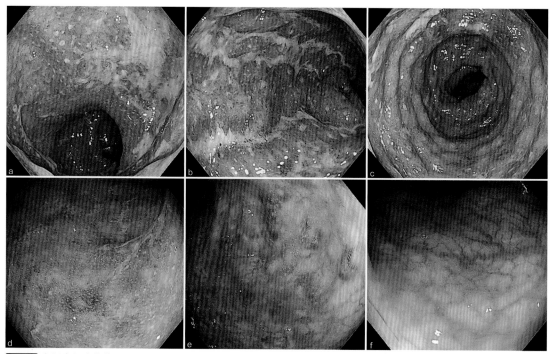

图1 大肠常规内镜像
a、b：下直肠（Rb）。c：上直肠（Ra）。d、e：直肠（Ra口侧）。f：直肠S状部（RS）。

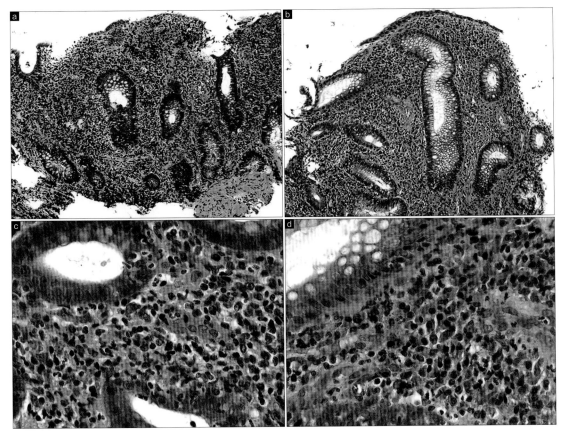

图2 直肠黏膜活检病理组织像

a、b：弱放大像。c、d：强放大像。

问 诊断是什么？

1. 诊断方法

在第一次内镜检查中，刚越过齿状线后的距该区域 15 cm 的范围内，观察到了连续细小的糜烂和发红的水肿状黏膜。黏膜上附着脓性分泌物（**图 1a、b**）。在 Ra 的区域中，糜烂周围伴随着轻度的隆起，形成了凹凸不平（**图 1c**）。病变部的口侧发红，在糜烂的中间黏膜上观察到一部分血管透见，在 15 cm 以上的口侧观察到保持血管透见的黏膜（**图 1d，e**）。粪便细菌培养中未检测出病原菌，CD 抗原、毒素为阴性，直接涂片镜检查也未观察到病原体。与活检病理组织学的分析（**图 2**）一致，诊断为溃疡性结肠炎（直肠炎型）。

2. 临床经过

内服 5- 氨基水杨酸（5-aminosalicylic acid，5-ASA）制剂完全没有效果，开始使用泼尼松内服，但因出现青光眼而停止。他克莫司和阿扎硫嘌呤也因副作用不能服用，开始服用阿达林单抗后症状暂时好转，但不久再次加重。当时的内镜检查结果显示，与初次检查时相比，黏膜的发红现象有所消退，但是糜烂和脓性分泌物没有变化，因水肿引起的伸展不良现象反而有所增强（**图 3**）。由于不是弥漫性炎症，而是半球状隆起呈密集的集簇状，考虑

到衣原体直肠炎的可能性，在使用直肠黏膜的擦拭物检查的 PCR 检查中，结果呈阳性。因此，给患者服用了阿奇霉素和左氧氟沙星后，病情迅速好转。2 个月后进行的内镜检查中观察到黏膜恢复了血管透见（**图 4**）。

3. 鉴别诊断的思考

IBD（炎症性肠病）的诊断基本上以影像观察结果为决定性因素。在典型例子中诊断很容易，但在诊断基准中列举的各种疾病中，有时也会出现类似的内镜表现，强调了排除诊断的重要性。特别需要注意与感染性肠炎的鉴别，包括细菌性痢疾、艰难梭菌感染症、阿米巴性大肠炎、沙门氏菌肠炎、弯曲杆菌肠炎、大肠结核、衣原体直肠炎等。但是，在日常临床中没有必要进行所有这些感染症的检查。在本例中，仅在直肠内观察到弥漫性、连续性的炎症，进行了活检、大便培养、CD 检查。结果，虽然感到有些不对劲，但完全没有考虑衣原体直肠炎，开始进行溃疡性结肠炎的治疗。

4. 关于衣原体直肠炎

引起衣原体直肠炎的病原体是气管炎衣原体，是一种只在真核生物的柱状上皮细胞内增殖的偏性细胞内寄生体（细菌）。好发于年轻女性，不显性感染也多见。大部分为性传播疾

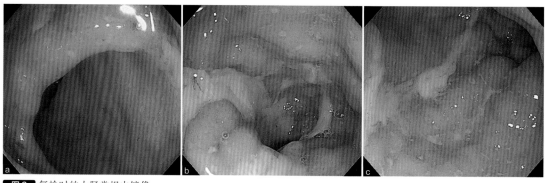

图 3 复检时的大肠常规内镜像
a：Rb；b、c：Ra。

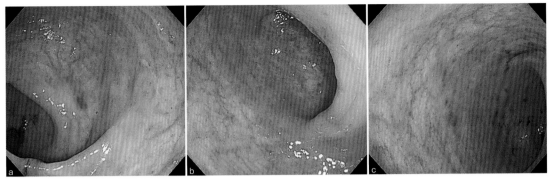

图4 抗菌药物服用后2个月的大肠常规内镜像
a：Rb。**b、c**：Ra。

病，其感染途径有：①经肛门直接感染；②阴道分泌物污染肛门）；③从子宫颈管、尿道进入淋巴。其症状为排便时出血、黏血便、肛门疼痛、肛门部瘙痒感等。

诊断采用直肠黏膜擦拭物进行抗原检测法或 PCR 法，后者的灵敏度和特异度更高。

衣原体直肠炎的典型内镜所见，其特征是比较均匀且有光泽的半球状小隆起的集簇，也被称为鲑鱼状黏膜。病理组织学的典型图像表现为淋巴滤泡的过度形成和增生，伴有间质细胞浸润。作为不典型例子有隆起的大小不均匀的病例、隆起的高度低的病例、隆起的顶部和隆起之间伴有糜烂的病例，也有不伴有隆起而出现糜烂、发红等症状的病例。提示病患对治疗的反应不好，所以被迫改变治疗方针而重新进行内镜检查，在这个阶段才第一次考虑到衣原体直肠炎的可能性。

参考文献
[1]池谷賢太郎，丸山保彦，景岡正信，他. クラミジア直腸炎. 胃と腸 43: 1663–1669, 2008.
[2]松井佐織，廣吉康秀，阿南会美，他. クラミジア直腸炎の内視鏡像の検討. Gastroenterol Endosc 56: 279–285, 2014.

解答	诊断➡衣原体直肠炎
	关键词 溃疡性结肠炎 衣原体直肠炎 内镜 鉴别诊断

出题 清水 诚治[1] [1] 大阪鉄道病院消化器内科

大肠 病例 4

　　男性，60余岁。无症状。现病史：16年前因乙状结肠进展期癌在我院消化外科施行乙状结肠切除术，此后在该科定期施行大肠内镜检查。201X年3月的定期检查时，发现横结肠中段有直径10 mm的病变。

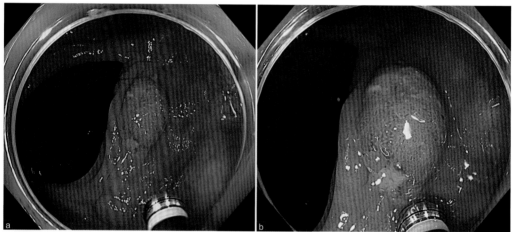

图1 常规内镜像

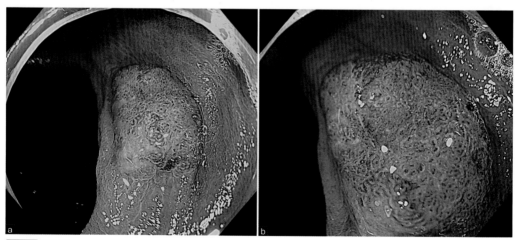

图2 NBI像

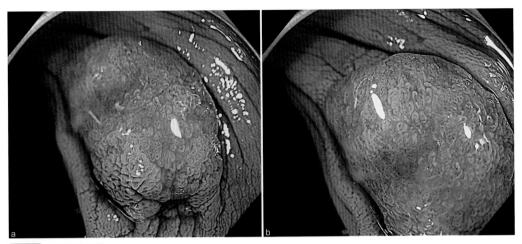

图3 靛胭脂喷洒像

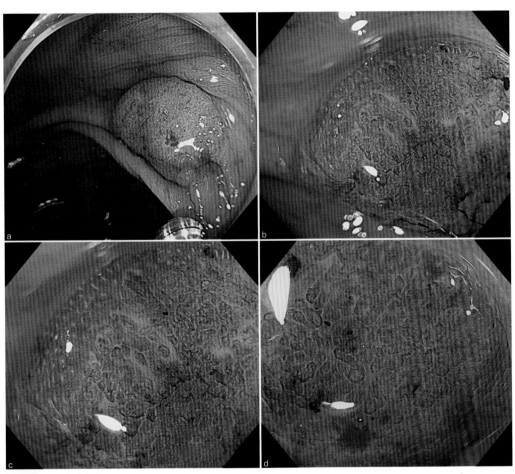

图4 结晶紫染色像

问 ①上皮性/非上皮性，以及肿瘤性/非肿瘤性的鉴别诊断和②性质诊断（如果是癌症的话，浸润深度）是什么？

阅片的流程 / 要点

1. 诊断方法

在常规检查（**图1**）中，病变是弱发红色调的隆起性病变，在表面上发现有黏液附着。病变的边缘部分上升陡峭，这一部分略带红色。除了边缘以外，有色调相同的区域且与周围的边界清晰，提示为上皮性肿瘤性病变。另外，从边缘部分的色调差可以看出正常黏膜被悬挑的可能性。

由于病变的表面附着黏液，所以可以假设是锯齿状病变由来或黏液癌那样的产生黏液的病变。并且，在短轴方向上发现有皱襞集中，虽然不明显，但也考虑到 SM 深部浸润的可能性，所以想观看一些其他图像。

在 NBI（窄带成像）观察（**图2**）中显示，上述的边缘部分呈稠密状，但表面结构显示出

了 I 型 pit 的稀疏残留，可以看出表面是由正常黏膜构成的，病变的中央部分的表现一致，向外突出。血管形态未发现网格状结构等腺瘤性，而表面结构保持一致。判断为 JNET（the Japan NBI Expert Team）分类 Type 2B 以上的结果。另外，病变的肛门左侧也附着黏液，但显示为正常黏膜，不能认为是锯齿状病变和腺瘤成分。

再看看靛胭脂喷洒像(**图3**)中的凹凸部分，在本病变中没有明显的凹陷落差。但是，边缘的正常黏膜有色素的弹起，I 型 pit 的窝间部变宽，表现为过度伸展的状态，表明在上皮下或黏膜下存在膨胀性发育的组织。正常黏膜和肿瘤性病变的高低差几乎没有移行，看不到有局部的凹陷。

在结晶紫染色（**图4**）中，肿瘤部分的 pit

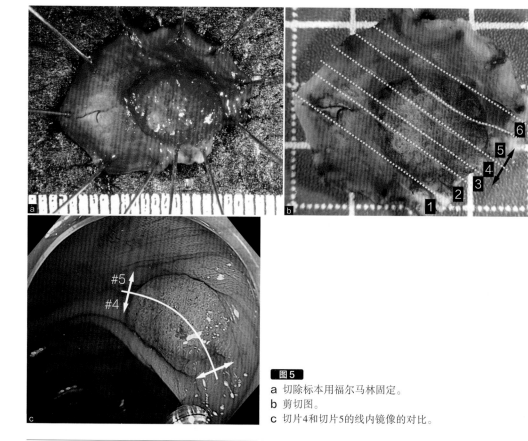

图5

a 切除标本用福尔马林固定。

b 剪切图。

c 切片4和切片5的线内镜像的对比。

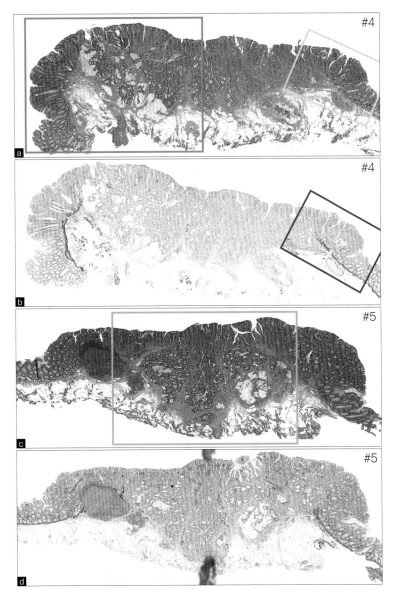

图6 病理组织像
a 切片4的HE染色像。
b 切片4的结合蛋白染色像。
c 切片5的HE染色像。
d 切片5的结合蛋白染色像。

结构不是乳头状的，而是由大小不同的不完整腺管开口部构成的，在边缘部分，发现肿瘤在正常上皮下进展，导致过度伸展并造成破坏。另外，虽然也发现了在各处形成腺体与腺体相连的聚集成上皮 pit 部分，但由于没有明显的无结构区域，所以可以判断是与伴随 DR（促结缔组织增生反应）SM 癌直接暴露的不同的病变。腺管开口形态，认为是 V$_1$ 型高度不齐，无法认作为 V$_N$ 型。从以上鉴定的观点来看，虽然黏膜肌层的残留或肿瘤的黏膜部分被保留，但表现为浸润到 SM 中形成肿块的病变，在病理组织学上认为是在中分化型管状腺癌（tub2）

主体中混合有黏液腺癌，所以也不能否定深度达 T1b 的可能性。

2. 治疗方针及标本处理

作为治疗方针，考虑到病变本身只有 10 mm，还存在很多其他病变，以及曾接受过乙状结肠癌的外科治疗，建议选择兼有诊断性治疗的内镜黏膜切除术（endoscopic mucosal resection，EMR），并一次性切除成功。

切除标本为了再现活体的形态而延展平坦，并进行了福尔马林固定。病变直径为 10 mm×7 mm，部分切缘接近病变（**图5a**）。并且，为了对边缘切缘进行分析以及得到病变

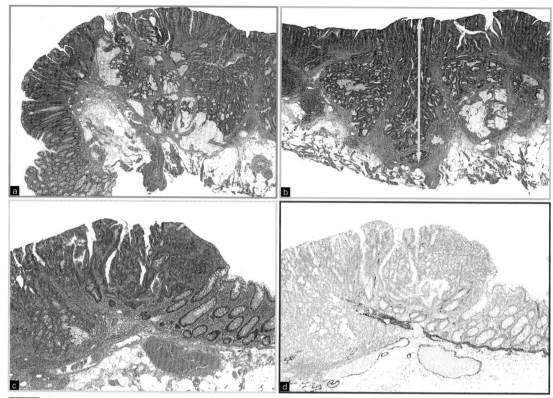

图7 病理组织像（放大像）

a 切片4的病变部（**图6a**的绿框部分）放大像。

b 切片5的病变部（**图6c**的蓝框部分）放大像。浸润距离为2360 μm。

c 边缘部分（**图6a**的黄框部分）HE染色像。

d 边缘部分（**图6b**的红框部分）结合蛋白染色像。

的最大直径，像**图5b**那样进行了侧方切缘的病理切割。委托用切片4和切片5做对开的预切片。在**图5c**中显示了该线在内镜图像中的对比。

3. 病理组织学的观察（图6，图7）

出示代表性切片4和切片5。显示中分化型管状腺癌（tub2）浸润黏膜层至SM黏膜下层，并见少量黏液腺癌成分（**图6a、c，图7a**），通过Desmin染色显示病灶内黏膜肌层断裂消失，仔细观察的话仍有碎片化的黏膜肌层残迹，表明有肿瘤的黏膜部分残留（**图6b、d**）。癌组织从表层一直延续至SM，在SM中也存在膨胀发育的肿瘤腺管，浸润深度为2360 μm（**图7b**）。着眼于边缘部分会发现有黏膜肌层残留，但肿瘤腺管浸润增殖至黏膜固有层的中层～表层正下方，观察到表层没有露出，而残留有稀疏的正常腺管（**图7c、d**）。这些观察分析也反映了放大内镜的观察结果。

最终病理诊断是中分化型管状腺癌，tub2 > muc，pT1b（2360 μm），Ly0，V0，pHM0，pVM0。

后来，施行了横结肠切除术，局部没有癌残留，也没有淋巴结转移。

解答

① 鉴别诊断➡锯齿状病变进展或黏液腺癌

② 性质诊断➡T1b癌

关键词 早期大肠癌　内镜诊断　放大内镜诊断　T1b癌（SM癌）　性质诊断

出题 山野 泰穗[1]　　[1] 札幌医科大学医学部消化器内科学讲座

大肠 病例 5

临床信息　　女性，60余岁。有乳腺癌（姐姐）家族史。曾经有阑尾切除、大肠息肉切除、脂质异常症病史。X-7年，在附近医疗机构施行大肠内镜检查时，切除了大肠息肉，发现盲肠中有黏膜下肿瘤（SMT），之后一直在跟进病变情况。X-5年，经大肠内镜检查发现该病变增大遂转诊到本院，进行了大肠内镜检查、超声内镜检查（endoscopic ultrasonography，EUS）、灌肠X线造影检查。在大肠内镜检查中，从糜烂部位开始进行了活检，结果为Group 1。

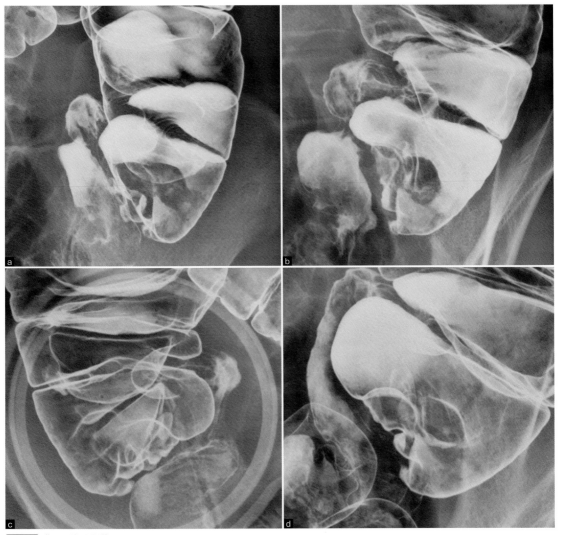

图1 灌肠X线造影像

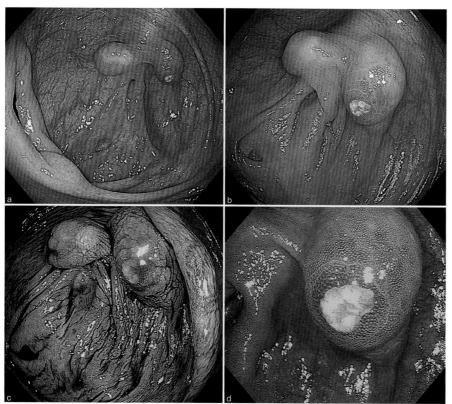

图2 大肠内镜像
a、b 白光像。
c 靛胭脂喷洒像。
d NBI放大像。

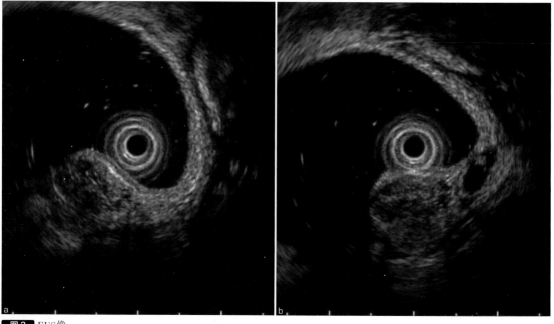

图3 EUS像

问 影像学检查①鉴别诊断和②治疗方针是什么?

阅片的流程 / 要点

1. 诊断方法

内镜上呈现 SMT 样形态的病变多为非上皮性肿瘤，但有时上皮性肿瘤和非肿瘤会呈现 SMT 样形态，主要鉴别为如**表1**所示的病变。仅通过内镜观察而鉴别这些病变并不容易，需要使用 EUS、灌肠 X 线造影检查、腹部 CT 等进行详细检查。同时，由于病变与以前相比呈增大趋势，因此也要注意为恶性肿瘤的可能性。

灌肠 X 线造影检查中发现，在阑尾底部有直径 10 mm 大的 2 个肿块样的隆起性病变，上升的边缘平滑。隆起顶部的一方有淡淡的钡斑。除此之外，黏膜面没有明显的不规则（**图1a，b**）。在压迫下观察形态有变化（**图1c**）。侧面像中有梯形变形（**图1d**）。

在大肠内镜检查中发现，在盲肠有 2 个直径为 10 mm 大的 SMT 样隆起。其中一个顶部发现有糜烂，糜烂周围的黏膜伴有发红（**图2a，b**）。2 个隆起边缘均直立陡峭，送气伸展不良，稍有形态变化，经灌肠 X 线造影检查表明不是硬性肿瘤。在靛胭脂喷洒像中，顶部糜烂的边缘是整齐的（**图2c**）。NBI（窄带成像）放大观察中，未发现上皮性肿瘤的黏膜微结构和微血管的变化（**图2d**）。

在 EUS 中，可以观察到所有的病变都是以第 3 层（黏膜下层）为主体的内部不均匀的低回声肿瘤，在其内部可观察到散落的小的无回声区域，在侧方边缘也发现有稍大的无回声区域。病变深部的黏膜下层菲薄化，与第 4 层（固

表1 呈SMT样形态的大肠病变的主要鉴别

非上皮性肿瘤	上皮性肿瘤
淋巴管瘤	神经内分泌肿瘤
血管瘤	阑尾黏液囊肿
神经鞘瘤	转移性肿瘤
颗粒细胞瘤	特殊的大肠癌
平滑肌瘤	
炎症性纤维性息肉	**非肿瘤**
良性淋巴滤泡息肉	子宫内膜异位症
胃肠道间质瘤（GIST）	肠囊泡样气肿症
恶性淋巴瘤	黏膜脱综合征
恶性黑色素瘤	

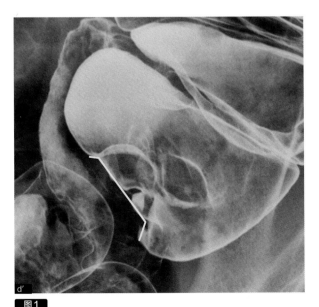

图1
d′灌肠X线造影侧面像。黄线是变形部位。

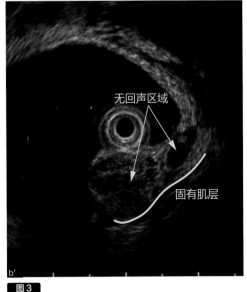

图3
b′ EUS像。

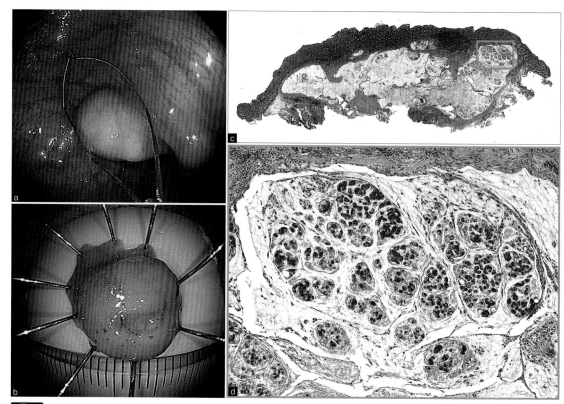

图4

a 多白体时的内镜像（**图2**左侧的病变）。

b 多白体标本。

c 病理组织像（放大像）。

d c的绿框部分扩大像。**图2**从右侧的病变也得到了类似的病理组织像。

有肌层）的边界模糊（**图3**）。

仅从内镜观察结果来看，虽然可以排除以色调和柔软为特征的脂肪瘤和淋巴管瘤，但其他很多SMT样病变的可能性仍存在。灌肠X线造影检查中所发现的侧面变形，一般是由于癌的浸润和伴随而来的纤维化所引起的癌部和非癌部的管壁伸展性改变，对于停留在黏膜下层的良性肿瘤，是不会出现这种现象的。也就是说，**图1d′**中发现的明显的梯形变形，应高度怀疑是浸润在肌层以深的癌。同时，EUS中在低回声肿瘤的内部和边缘的无回声区域（**图3b′**）观察到了实性成分和液体成分混合在一起的图像，呈现这种影像的病变，仅限于导致内部变性或坏死的GIST（胃肠道间质瘤）、黏液腺癌、错构瘤、少见的胰腺异位胰腺等。

综上所述，从黏膜表层虽然没有发现有上皮性肿瘤，但是作为特殊的大肠癌，黏液腺癌被列为鉴别诊断的第一候选。另外，CT发现肠管周围淋巴结肿大。

2. 临床经过

应鉴别的SMT样病变大多是在黏膜下层以深的地方，因此除了上皮性肿瘤、黏膜正下方存在的类癌和恶性淋巴瘤外，一般活检的诊断率较低。本病例也没有通过活检得到病理组织学的诊断，对2个瘤的病变均进行了息肉切除活检。从病理组织学的观点来看，在黏膜下层发现了大量的黏液湖，其内查见管腔形成缺乏的非充实型低分化型腺癌和印戒细胞癌漂浮其中（**图4**）。在考虑伴随肌层浸润和淋巴结转移的盲肠黏液腺癌的情况下，实施腹腔镜下回盲部切除+D3清扫，最终病理诊断为pT2（MP）、muc、med、INFa、Ly1、V0、PN0、pDM0、

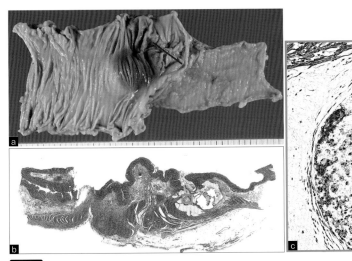
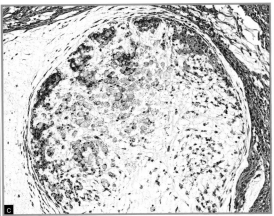

图5
a 外科切除标本。在对**图2**左侧病变进行复合缝合后的瘢痕部分，按红线进行了割线处理。
b 放大像。
c b的绿框部分放大像。

pRM0、pN1，术后进行了化疗（**图5**）。

3. 附加点

　　大肠癌极其偶尔会呈现 SMT 样形态，与一般的大肠癌相比，低分化型腺癌和黏液癌的频率高。黏液癌向深部垂直方向的浸润倾向强，黏液块通过打开稀疏的黏膜下组织的组织间隙，使癌细胞的扩张变得容易。另外，与癌细胞相比，由于肿瘤整体的体积增加，能更容易获得 SMT 样形态。呈 SMT 样形态的大肠癌，病变整体伴有紧满感，僵硬，失去伸展性，呈发红色，表层多有边缘不规则的凹陷。本病例，在表层只发现较浅的糜烂而没有暴露出癌肿瘤这一点上可以说是罕见的病例，但是根据灌肠 X 线造影检查和 EUS 观察结果，可以诊断为黏液癌。

4. 鉴别诊断的思考

　　SMT 样形态病变的鉴别涉及很多方面，其中大部分仅通过内镜结果来诊断是有难度的，但是在灌肠 X 线造影检查中可以分析评估病变的局部和形态、硬度、癌的浸润状况，在 EUS 中可以评价管壁的局部性和内部状态。从多角度捕捉病变的性状，系统地整理数据，这样的鉴别诊断是必要的。需要注意的是，如果不通过 EUS 等方法否定血管性病变的可能性而简单地进行手术钳活检或切除活检，有可能导致大出血。

参考文献
[1]濱本博美、山本博、木村弥郁子、他. 粘膜下腫瘍様の形態を示した大腸癌の2症例. Gastroenterol Endosc 39: 1105-1112, 1997.
[2]平田真由子、田中信治、岡志郎、他. 非上皮性腫瘍と鑑別の必要な疾患—粘膜下腫瘍様形態の大腸癌. 早期大腸癌 12: 59-65, 2008.

解答
① 鉴别诊断➡黏液腺癌
② 治疗方针➡通过息肉切除术进行组织学诊断后进行外科手术

关键词　黏膜下肿瘤　灌肠 X 线造影检查　超声内镜检查　黏液腺癌

出题　田中 秀典 [1]，冈本 由贵，田中 信治　[1]广岛大学病院内视镜诊疗科

大肠 病例6

临床信息 　女性，30余岁。主要症状是排便时出血，既往病例无特别记载。从20XX年9月开始排便时有出血，由于此症状一直持续而接受了附近医疗机构的诊断。经乙状结肠内镜检查，发现在降结肠的SD交叉口附近有病变，为了进行详细检查治疗，转诊到本院外科住院治疗。

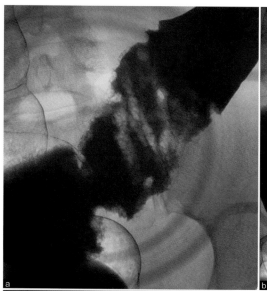 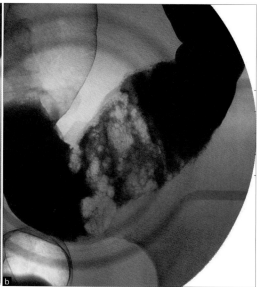

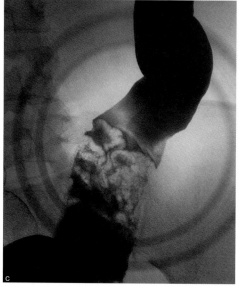

图1 灌肠X线造影像（压迫像）
a、b 病变肛侧压迫像。
c 病变口侧压迫像。

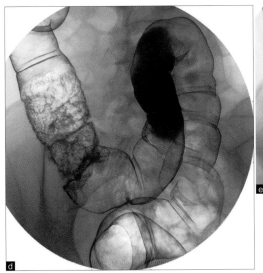

图1

d、e 俯卧位双重造影像。

f 仰卧位双重造影像。

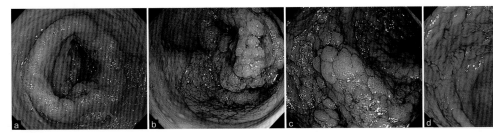

图2 内镜像

a 白光像（病变肛侧）。

b 靛胭脂喷洒像（病变肛侧）。

c 靛胭脂喷洒像（病变中央部）。

d 靛胭脂喷洒像（病变口侧）。

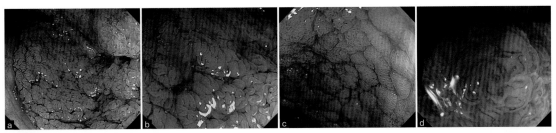

图3 放大内镜像

a 靛胭脂喷洒像（肛侧，中放大像）。

b 靛胭脂喷洒像（肛侧）。

c 靛胭脂喷洒像（中央部，中放大像）。

d NBI（窄带成像，病变口侧）。

问 诊断是什么？

1. 诊断方法

是发生在降结肠里的长径超过 8 cm 的全周性环状病变。在灌肠 X 线造影的压迫像中，病变肛侧发现隆起而出现充盈缺损（**图 1a**），但在肛侧压迫像（**图 1b**）中，伸展状况良好。从口侧边界部的挤压（**图 1c**）可以清楚地看到与周围的边界清晰，在一部分看起来凹陷的部位也可以看到淡淡的细微微粒样，因此可以看到大致均匀的上皮性的低隆起性病变。在双重造影像中显示，俯卧位的空气量中等（**图 1d**）时，肛侧稍高的部位疑似轻度的管腔伸展不良，但增加空气量后（**图 1e、f**），该部位的伸展状况良好。另外，详细阅片后，肛侧出现一段长度较短的隆起延伸（**图 1f′**，白色箭头）。在一部分边缘侧面像中，可以看到轻度弧状变形的部位（**图 1f′**，黄色箭头），但是由于其与结肠袋一致并伴有羽毛边，因此它并不是真的弧状变形，所以可以否定 SM（黏膜下层）深部浸润。

在内镜的靛胭脂喷洒像中，肛侧的长度有明显的较低的延伸（**图 2b′**），在 X 线造影上有明显的连续隆起，但没有清晰的粗大结节，由此口侧的病变是相对均匀的颗粒～小结节状的全周性病变，没有出现明显的凹陷、糜烂、溃疡（**图 2c、d**）。在中度放大观察中，没有发现明确的 SM 浸润结果，包括 Ⅳ 型＞Ⅲ_L 型 pit 主体的病变（**图 3a ～ c**）、NBI 观察（**图 3d**）也没有明显的 SM 浸润表现。

综上所述，长径超过 8 cm 的全周性侧向发育型肿瘤（laterally spreading tumor，LST）的颗粒均匀型（granulartype），包括 pit 结构的话，是管状绒毛腺瘤主体的组织像，考虑到其大小，一部分伴有黏膜内癌的可能性很高。

2. 临床经过

根据灌肠 X 线和内镜图像的阅片情况，可以强烈地怀疑为黏膜内癌（腺瘤内癌），从靶向活检部得到了高分化型腺癌的组织像。治疗方法为内镜下黏膜剥离术（endoscopic submuucosal dissection，ESD），但由于是长径超过 8 cm 的全周性病变，担心切除后会出现高

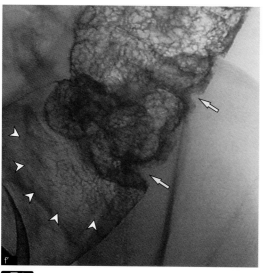

图1

f′ 图1f的肛侧放大像。在肛侧可以看到长度较短的隆起的延伸（白色箭头）。边缘轻度弧状变形的部位（黄色箭头）伴随着钡的绒毛。

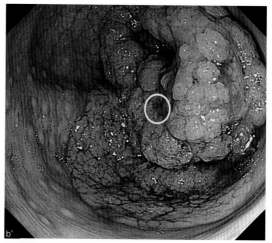

图2

b′ 图2b的活检部位。高隆起部（黄圆部）靶向活检。

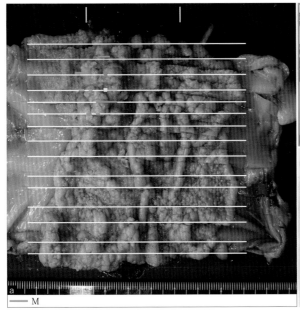
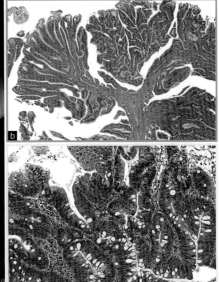

图4 病理组织像

a 切除标本。

b 病理组织（腺管绒毛腺瘤部，a的绿线部分）。

c 病理组织（高分化型腺癌部，a的黄线部分）。

度狭窄，且该病例尚需外科住院治疗，所以实施了腹腔镜下的结肠切除术。

切除标本显示为 86 mm × 85 mm 的全周性 LST-G 病变，大部分被管状绒毛腺瘤所占据，但在病理组织像中显示，仅局限于病变肛侧的隆起部位，有部分高分化型腺癌（黏膜内癌）（图4）。

3. 附加点

· LST-G 好发于直肠、乙状结肠和盲肠，超过 8 cm 以上的病变和全周性病变中也很罕见，像本例这样的降结肠大的全周性病变极为罕见。

· 在事先判明病变部位的灌肠 X 线造影像的详细检查中，如果能在双重造影前的钡填充时进行压迫摄影，则有助于性状诊断。再加上有压迫涂钡的效果，对之后的双重造影像的成像也很有帮助。

· LST-G 大多在凹陷部和结节状高度的部位癌化，诊断时应该对该部位进行靶向活检。

参考文献

[1]小林広幸，渕上忠彦，大城由美，他．いわゆる側方発育型大腸腫瘍のX線診断．胃と腸 40: 1744-1758, 2005.

[2]長谷川申，鶴田修，河野弘志，他．深達度診断からみた側方発育型大腸腫瘍（LST）の分類と意義—内視鏡診断の立場から：通常観察からみたLSTの深達度診断．胃と腸 45: 959-968, 2010.

解答	诊断（组织像，浸润深度）➡ LST-G
	管状绒毛腺瘤中的高分化型腺癌，tub1，M，Ly0，V0，N0
	关键词 LST（侧向发育型肿瘤） 结节成簇状病变 颗粒均匀型 黏膜内癌 全周性病变

出题 小林 广幸[1]　　[1] 福冈山王病院消化器内科

编辑后记

小泽 俊文 综合犬山中央医院消化内科

近年本系列部分选题策划的初衷是不聚焦深入探讨的主题，而是在炎炎夏日能够让读者轻松阅读的内容。这次，以"'胃与肠'阅片案例集"为主题，选择能为读者提供帮助解答问题的内容，是本系列的首次尝试。使读者能够怀着被早期胃癌研究会指名为阅片者的心情，努力解决各种问题。另外，"X线知道多少""常规内镜知道多少""放大观察的诊断是什么""应该鉴别的疾病是什么""如何进行综合诊断"等，以策划本书特有的重视思考过程的"思考影像诊断"能力的锻炼案例集为目标，而读者是如何评价本书的完成度的呢？各文者特别强调了两点：一是相当于解说了"诊断方法"中应该列举的鉴别诊断；二是能够否定各诊断结果的"依据"。即使作为结果的回答（最终诊断）不同，也更大可能应该是在研究会和书上的阅片/诊断依据上的误诊。读者一定能够吸收并熟练运用这本书中的知识。

由本书编委牵头，请专家老师们做选题。虽然没有特别指定疾病名称，而是委托给了各执笔者，但在最重视的"诊断过程"方面极力谋求统一。我自己也浏览了所有的问题，许多漂亮的图像自不必说，作者们的诊断推进方法也各不相同，很值得学习，这一点我很自豪。另外，虽说案例是丰富多彩的，基本诊断的姿态（从整体入微）大概是相同的吧。

在序中，齐藤阐述了在阅片时的基本方法。敲响了一边倒的推崇放大内镜情况的警钟，强烈地批判了不注意常规观察和宏观图像的阅片状态。这绝不是前辈们的戏言。因此，特别请年轻医生精读本序，领会编者意图。

最后，虽然 AI 诊断取得了显著的进步，但并不能说它是万能的。在下愚见，即使在人工智能诊断时代，"思考内镜诊断"的诊断过程和重要性也具有普遍性。正如此次策划的"'胃和肠'式阅片"方法一样，首先将整个森林，即对基本图像进行"俯瞰"式诊断，继续辅助使用放大内镜和活检诊断，这一根本态度今后也不会改变吧。如果本书内容能使读者不知不觉地读得入迷，然后不知不觉地掌握了阅片方法的基本原则，那将是一件幸事。而且，在不久的将来，新冠疫情阴霾散尽，能够与读者们在线下的研究会的场合里侃侃而谈的，恐怕不止鄙人一人。在此搁笔，希望本书能对诸位诊断能力的提高有所裨益。